谁的内心不纠结

杨子星 | 著

化解内心困扰的"想法集"

中国轻工业出版社

图书在版编目（CIP）数据

谁的内心不纠结：化解内心困扰的"想法集"/杨
子星著. —北京：中国轻工业出版社，2014.12
ISBN 978-7-5019-9477-9

Ⅰ.①谁… Ⅱ.①杨… Ⅲ.①精神障碍－防
治 Ⅳ.①R749

中国版本图书馆CIP数据核字（2013）第237132号

责任编辑：童树春　　　责任终审：劳国强　　　封面设计：伍毓泉
版式设计：锋尚设计　　　责任校对：燕　杰　　　责任监印：马金路

出版发行：中国轻工业出版社（北京东长安街6号，邮编：100740）
印　　刷：北京汇林印务有限公司
经　　销：各地新华书店
版　　次：2014年12月第1版第3次印刷
开　　本：720×1000　1/32　印张：8.25
字　　数：200千字
书　　号：ISBN 978-7-5019-9477-9　定价：29.80元
邮购电话：010-65241695　传真：65128352
发行电话：010-85119835　85119793　传真：85113293
网　　址：http://www.chlip.com.cn
Email：club@chlip.com.cn
如发现图书残缺请直接与我社邮购联系调换
141635Y2C103ZBW

推荐者说 ▋

看到养心作家杨子星的报道后，我很感动。我认为杨子星以传达养心之道的方式来关爱他人，这确实是个进步的、值得举荐的公益行为。

活着就一定能够享受到幸福与快乐，哪怕是我们正在忍受痛苦的时候。杨子星的言语令人鼓舞，能让身处不幸中的人活得更坚强、更乐观。

——感动中国十大人物　李　丽

读这本书，好像在听一位你熟悉而信赖的兄长谈话。作者不吝惜向我们展示他的人生阅历，也乐于和我们分享他勤勉的思考所得。很多调试方法，其中确实也暗合着心理治疗的一些理论。我为作者主动思考人生的态度而感动。相信这些平实的话语、实在的开导，也能伴随你前行在发现自我的道路上。

——国家二级心理咨询师　蔡丹妮

成功包括两方面，一方面是事业上的成功，一方面是生活上的成功，从某种意义上讲生活上的幸福与成功或许比事业上的成就更为重要。本书能让每一位读过它的人活得更加幸福与成功。

——《意林》杂志副主编　刘世佳

《谁的内心不纠结》用最剪短的故事，最朴实的话语，解决青年最困惑的问题。

——共青团湖南省委宣传部长、

《年轻人》杂志社社长　彭力

忠于内心，生命青春！人生纠结不可避免，快乐前行才是关键。为作者的积极思考和细腻笔触点赞。

——湖南卫视品牌推广部主任、

《爸爸去哪儿》宣传总策划　汤集安

《谁的内心不纠结》，是打开心结的钥匙，是滋补心灵的"鸡汤"。

——青春励志作家　沈岳明

当下不少年轻人，斗志脆弱，缺乏吃苦耐劳精神，逃避现实，对于他们而言，这是一本很好的人生及心理指南读物。

——《知音》杂志编辑　邹当荣

本书出版发行前曾用书名为《拯救心灵》，在《中华励志网》发布后当周点击量3万多次，当周下载量超过800次，很受中青年网友追捧。

——《中华励志网》站长　云中君

为了编辑好这本书，我与作者杨子星先生有了"频繁"的交往。杨先生是个用心、用情的人，与杨先生交流，能够感受到浓郁的正能量，我想这也是他的文字能够吸引那么多人的原因之一吧？举个例子：从他给我初稿到我编辑加工期间，他几乎每天都会给我关于书稿修改、更新的意见，不厌其烦、一丝不苟。我一方面"深受其扰"，一方面又被他的"诚心"感动，不知不觉间对作品增加了信心。

——本书责编　童树春

推荐序 （中国科学院大学心理健康教育中心主任、心理学博士　刘蓉晖）

　　境由心造，境随心转。源于现代科学心理学的认知疗法认为，情绪来自认知，来自我们对事件的解释。很多时候，天堂和地狱只在转念之间。"怎么看"和"如何想"体现出一个人的心理弹性和生活智慧。心理咨询过程中，当来访者能够表达出对事情的另一种看法时，常常是痊愈开始、理性重建的重要标志。

　　感谢《谁的内心不纠结》这本书！它提供了一个如此全面而细致的"想法集"，并同时呈现了一个人在成长过程中，是如何用"想法"这个重要工具，去化解和战胜大大小小的内心困扰的。书中的每种想法，都是作者的亲身感悟，毫无文饰和说教。从它真实细腻的描述中，你能够体会到人的情绪可以多么敏感；你能够看到一颗纠结如青涩少年的心，如何不断尝试、不断适应、不断思考，终于走向豁达和成熟。作为过来人，作者诚恳真挚、如父如兄的阐述，散发出温暖的力量。这种温暖的力量，本身就具有治愈的作用。

　　人唯一不可剥夺的自由，是选择态度的自由；选择了什么样的态度，就选择了什么样的生活。本书给了这句话最好的诠释。

　　书很打动我：亲身体会，且没有文饰和说教。不同于学者的理论和抽离，也没有励志和鸡汤的空洞。希望这本书能够打动更多人。

自序 ▐

人的性格是可以变的。变的前提条件是他必须得真正地、发自内心地去弄清很多道理。

过去的我存在诸多心理困扰，比如自卑、忧郁、恐惧、怕失业、怕吃苦、胆小……但是现在我变了，我真正变了。如今我不会因为衰老与死亡而悲观；如今面对辛苦的工作与劳动我不会存在太多的心理压力；如今就算是面对着成千上万的人讲话，我也不会太紧张、太害怕。通过这些巨大的心理变化，我发现只要找对了方法，一个简单的心理暗示便可以改变一种心情。

我历经十四年探索、实践、积累之后才完成本书，仅日记本就花费了厚厚的二十多个，这还不算近两年我直接在电脑上所写的内容。

我相信一帆风顺的人生是很少的，正因为人间的疾苦与烦恼如此繁多，所以我认为我写的这本书不应该只去帮助我自己，它还应该去帮助更多的人。

在本书即将出版之际，我摘选了其中的二十篇，然后通过网络做了一个读者调查。有一位初中老师在他的回信中说："我觉得你的文章写得很贴切、很实在、很在理。我发现书中的某些内容对于如何教育学生非常有用。我将来一定会去书店买你的书，然后将它推荐给我的学生与同事们。"有一位网友说："我读过几本国外的有关心态调整方面的书籍，虽然作者全都是某某大师，但具体内容却并没有你这本书写得真实、实用，我希望自己将来能在畅销书架上买到你这本书。"虽然这些回信或许只能代表他们个人的看法，但它至少可以证明本书对于不少人而言是很有推荐价值的。

心理问题常常是深不可测的，虽然每一个问题都能找到一个相应的恰当的调整方法，但在寻找这个方案的过程中，我不知碰到了多少钉子，走了多少弯路。比如为了化解因遭遇挫折而产生的害怕心理，我不知想到过多少种方法，也不知花费了多少精力，仅草稿纸我就用掉了两个日记本。

虽然说这本书是我自己写的，但是有些时候我却照样没能充分运用其中的方法去疏导自己的心情。

最近这段时间，我所经营的餐饮公司遇到了一些不顺，公司财务出现了严重的短期资金周转困难。大家知道当今社会借钱有时真的难于上青天，借的多就更难了。当困难一时无法解决时，我的心情确实无比焦虑与失落。我在想，此时如果借不到钱，那么调整心态难道会有作用吗？此时此刻，我甚至觉得调整心态只是一种自我欺骗。

其实我早就写了《负债累累时怎么办》一文，不过由于是我自己写的，所以我总认为我全部记得，因此当我因债务问题而焦急时，我很少去认真地阅读此文。不过就在今天，当我无意中看到此文的第一段时，我才发现自己忽视了一个简单而实用的心理疏导方法。当我按照这个方法去思索时，我的心情很快就变得轻松了很多。

此时关于心态调整的价值，我更加肯定了。当心情不好时我们应该翻开本书或者其他相关书籍，从中去寻找答案，因为就算你平时看过，但并不一定全部记得。

阅读本书你不一定会觉得它很有趣，但是当你运用书中的观点去调整自己的心情时，你肯定会觉得它无比真实、无比实用。

关于心态调整我们必须记住一个非常重要的道理：每调整一次只能管一次。假如上次生气时你通过调整减轻了愤怒心理，那么这次生气时你就必须运用同样的方法去调整自己，而上次的调整是不能对这次产生多大作用的。所以面对任何一种心理困扰与压力，你要想一次又一次地控制它、减轻它、摆脱它，那么你就必须一次又一次地去调整自己。不过我告诉大家：随着调整的次数不断增加，心态调整会变得越来越轻松，越来越简单，越来越迅速。

心态平和时请尽情享受，压抑或身处困境中时请记起本书。

无论你遇到哪种不舒畅或难受的心情，在本书中你都能找到一个或两个相对应的心理调整方法。对于任何人而言，此书绝对是一本快乐生活必备手册。

我不是作家，也不是心理专家，我只是一个很平凡、很普通的人。我过着平凡人的生活，有着平凡人的感想，唯独不同的是我勤于思考，我喜欢去探讨各种心理问题。心与心往往是相通的，既然本书可以从一定程度上改变我自己的生活，那么它也就应该可以给别人的生活带来一些改变。

二〇一三年八月
作者于临湘

▌目 录

001
第一辑
让工作变得更轻松的秘密

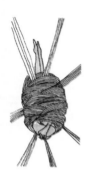

042

第二辑
不在乎他人的评价试试看

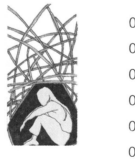

062

第三辑
人生是一次冒险的旅行

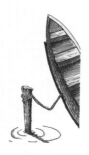

072

第四辑
谁都能以轻松的心态战胜挫折

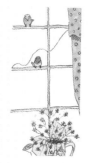

094

第五辑

改变他人不如宽慰自己

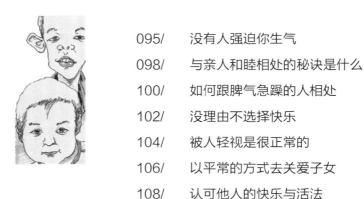

112

第六辑
别忽视那些微小的心理暗示

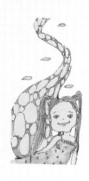

144

第七辑
快乐的真谛是什么

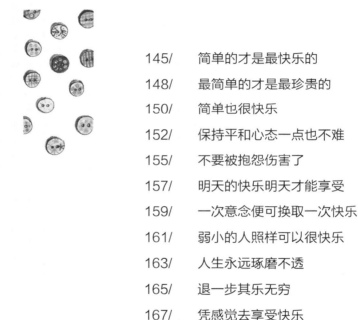

178

第八辑
命运难以捉摸

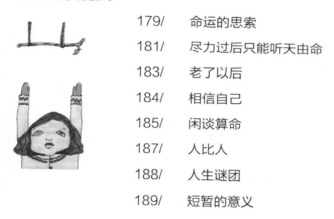

190

第九辑
非专业心理咨询摘录

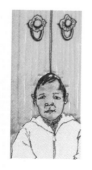

226

第十辑
那些难以忘怀的往事

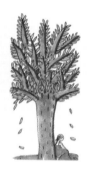

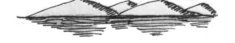

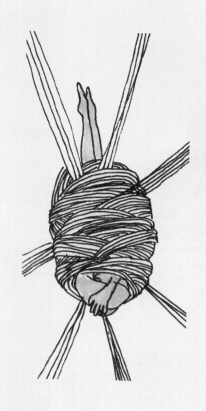

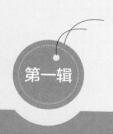
第一辑

让工作变得更轻松的秘密

面对寒冷、炎热、疼痛或劳累，当你因为难以忍受而压力很大时，请你告诉自己：我可以忍受。当你想到自己可以忍受时，你的内心与全身肯定会瞬间充满一股勇气与力量，继而压力便会随之而减轻。

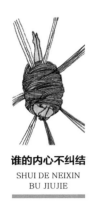

工作轻松的人为什么也很累

心灵
导读

我从不羡慕那些坐得多、躺得多的表面上很轻松的人，因为通过多次尝试我发现，人其实并不是越坐或越躺越轻松，而是越活动越轻松。不信的话，你也可以尝试一下。

我有一点想不通，我的工作是比较轻松的，但是我为何经常会感到有些疲惫呢？这个答案我是偶然间发现的。

一般情况下我们是这样认为的：人应该多休息才能更轻松。正因为存在这种心理意识，所以疲惫时我们想到的常常会是休息。对于那些运动或劳动量较大的人而言，"越休息越轻松"确实是正确的，但是对于许多从事脑力劳动或运动量较少的人而言，他们应该是越活动越轻松。

当你严重缺乏运动时，如果你觉得有点累，那说明你真的需要运动了，此时休息是无法让你变得更轻松、更舒服的，休息只会让你变得更疲惫、更乏力。

由于每一个人或多或少都会存在一些懒惰心理，所以只要有机会，只要工作无比轻松，生活无比富有，那么任何人都有可能会变得懒于运动与活动。

如果你不想活得太累，那么你就应该多活动，为什么呢？因为一般情况下，人其实并不是越坐或越躺越轻松，而是越活动越轻松。不信的话，你可以尝试一下。

懒散、拖拉时，你只要告诉自己越活动越轻松，那么你的行为就一定会变得积极一些，你心中的压力也定会随之而有所减轻。

生命在于运动。运动的价值与作用，肯定人人皆知，它无需我从科学的角度来加以解释与说明。我们谁都知道健康是一定脱离不了运动的，但是为何会有很多人懒于运动呢？特别是随着科技的迅猛发展，我们的运动机会似乎越来越少了，比如出门可以乘车或开车，上下楼可以坐电梯。

我们每一个人都明白运动的重要性，我们也经常会勉励自己去参加运动，但是为什么能坚持下来的人却并不多呢？因为我们常常会觉得运动有点累。其实一般来讲，对于缺少运动的人而言，刚刚开始运动时，他很可能会觉得有些累，但是当他开始运动之后，只要他不进行超体能运动，那么他的这种累一定会慢慢减轻。不过如果一次运动的时间过长或运动量太大，那么到后面他肯定会觉得越来越累。所以运动量过大往往是不利于健康的，它也不利于我们更好地坚持运动。因为如果你此次运动过于疲惫，那么下次开始运动之前你所存在的压力就会很大。

所以越活动越轻松的前提条件是：运动量一定要适当，否则我们可能会越活动越累。

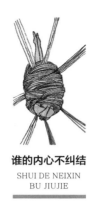

如何面对辛苦的工作

心灵
导读

　　当我因为生活较为辛苦与繁琐从而压力较大时，我会
在行动之前提醒自己：只要不是很累很难那就是轻松的。
去跟很累很难的状况相比较时我发现，眼前的工作或生活
其实是很轻松的，得出这个结论后我如释重负，我感觉心
中的压力瞬间减轻了很多，有时甚至会完全消失。

　　当更多的人都不想从事辛苦的、收入较低的工作时，
就业压力当然就会变得越来越严峻。

　　我们常常会说压力等于动力，这个道理确实没错，但
是过大的压力会让我们感到无比害怕与悲观，会让我们活
得很累、很痛苦，它甚至会促使一些人因找不到优越的工
作而去偷、去骗、去抢。并且它还会造成这样一种社会现
象：无数毕业生找不到工作，到处流浪漂泊，而又有很多
工厂招不到合适的工人。

　　由于我以前没干过太多体力活，中专毕业后，对于那

些较为辛苦的体力劳动我感觉有些畏惧，我认为自己或许根本就没有能力去胜任它们。特别是当我想到工人、农民常常要在无比寒冷、炎热或肮脏的环境中工作时，我便会更加感到害怕。

现在我经营着一家小企业。大家知道，商人是无法保证自己不失败的。有时我会想，当我失败以后，当我无法做生意时，我还能做什么？虽然我也可以像很多人一样去当工人、农民，去从事艰苦的劳动，但是我胜任得了吗？说实话，我一点信心也没有。所以有些时候，我是无比敬佩工人与农民的，我认为他们其实是很伟大的，因为有很多人，特别是许多年轻人，他们根本就没有勇气去当一名工人或农民，他们宁愿去啃老，去做传销，去过穷困潦倒的生活，却也不愿去当工人、农民，不愿去从事艰苦的体力劳动。

我手脚健全，年纪轻轻，身体健康，那么我为何没有勇气去当一名工人或农民呢？除了面子问题之外，主要原因其实是因为我怕吃苦，我担心自己胜任不了辛苦的工作。

当看到有人在路边摆夜宵摊时，当看到杂货店老板每天都得将无数货物陈列到店门口时，当看到厨师的工作环境常常会比较脏乱时……有时我会想，假如我得去从事这类工作，那么我能胜任吗？说实话，如果不下很大的决心我是接受不了的。不过，在实践过程中，面对类似工作，当我问自己从事这类工作会不会很累很难时，我豁然开朗，因为此时我心中的包袱猛然间便消失了。

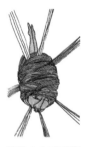

为什么会这样呢？因为我发现从事这类工作并非是一件很累很难的事情。

多次尝试与体验后我发现，不能轻松应对与胜任辛苦工作的主要原因是因为我们将此类工作想象得很累很难，从而心理负担太重。当一个人的心理包袱过大时，他的精神状态与体力往往会是最差的。所以以沉重心态去工作的人，最容易变得疲惫无力。

最害怕吃苦的人，往往并不是那些当前正在从事辛苦工作的人，而是那些活得无比安逸的人，只有这些人才最害怕自己会失去眼前轻松的工作。

当我因为生活较为辛苦与繁琐从而压力较大时，我会在行动之前提醒自己：只要不是很累很难那就是轻松的。去跟很累很难的状况相比较时我发现，眼前的工作或生活其实是很轻松的，得出这个结论后我如释重负，我感觉心中的压力瞬间减轻了很多，有时甚至会完全消失。

到这里大家也许会说，你这个道理其实很简单呀！它确实很简单，但是我却是通过无数次尝试与体验之后才确定的。经常看我帖子的人就会发现，关于如何应对苦和累，我不知提出过多少个观点与心理调整方法。我之所以经常改变自己的看法，那是因为我对前面的方法不太满意，或者是因为我找到了另一个自认为更胜一筹的心理秘诀。另外，我们最容易忽视的其实往往就是这些简单却实用的道理。如果我们完全领悟与肯定了这个道理，那么我们也许就不会过于惧怕苦和累了。特别是那些年轻的独生子女，他们从小没受过什么苦，面对苦和累，他们所存的压力确实很大，他们也不懂得如何去调整自己的心态。

当然，当今社会，科学技术无比发达，所以非常艰苦或者是难以忍受的、超出体能的劳动其实并不是很多，甚至没有。

不畏惧辛苦的工作以后，那么在寻找工作的过程中我们就一定不会那么累、那么迷茫了。

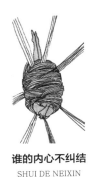

如何战胜苦和累

心灵
导读

面对寒冷、炎热、疼痛或劳累，当我因为难以忍受而压力很大时，我会告诉自己：我可以忍受。不甘愿吃苦时，我会如此反问一下自己：多吃些苦有什么关系呢？当我发现多吃些苦其实并没有太多关系时，面对苦和累，我发现自己的心态明显变得很乐观了。

一

冬天的早晨，我常常会因为气温低而懒床，因为起床的那一瞬间真的太冷了。忍受寒冷确实会令人畏惧，让人觉得难受，特别是我们从热乎乎的被窝里钻出来的那一刻。但是不可否认我们每一个人天生就具备强大的忍受能力，大多数寒冷我们都是忍受得了的。我问问大家，冬泳是不是很冷，但是不是有很多老年人经常进行冬泳锻炼呢？

冬泳爱好者进行冬泳锻炼时，面对严寒，他们之所以无所畏惧，主要原因是因为他们在主动忍受与挑战寒冷。如果你以被动与消极的方式去面对寒冷，那么你的动力与勇气一定会是最小的，而压力与害怕一定会是最大的。那么面对各种难以忍受的苦和累，怎样做我们才能化被动为主动呢？很简单，你只要告诉自己"我可以忍受"也就行了。

面对寒冷、炎热、疼痛或劳累，当我压力很大时，我会告诉自己：我可以忍受。当想到自己可以忍受时，我的内心与全身会瞬间充满一股勇气与力量，继而压力便会随之减轻。

二

虽然每一个人天生就具备强大的吃苦耐劳的能力，但在日常生活中，面对辛苦与劳累，我们的心态往往会是能逃避就逃避，能少吃点苦就少吃点苦，而舍得吃苦的人真的很少，我们甚至会认为舍得吃苦的人是傻瓜。可是我们并不明白，其实越舍得吃苦心情才会越轻松。当一个人舍得吃苦时，那么他的心情肯定会很乐观，而心情较乐观时，他内心的压力肯定会变得很小，他的精神状态也肯定会变得更好。当一个人既精神好又压力小的时候，他的生活当然就会变得轻松很多。

不甘愿吃苦时，请你如此反问一下自己：多吃些苦有什么关系呢？当你发现多吃些苦其实并没有太多关系时，那么面对苦和累，你的心态肯定会变得乐观一些。

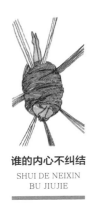

坚持锻炼为什么会很难

心灵
导读

之所以能长久地坚持锻炼的人不太多，是因为我们不懂得如何去克制懒惰与怕累的心理。

运动过后你往往会觉得比较轻松

跑步、打球、爬山……运动时我们常常会觉得有点累、有点辛苦，我们也许根本就找不到一种非常轻松非常快乐的运动方式，但是运动过后我们往往会觉得比较轻松比较舒服。

因为怕累而不想运动时请你提前想想运动过后的那种轻松与舒服。提前去想象运动过后的那种美好感受一定能明显提高你锻炼的积极性，克服怕累心理，从而你便能更持久地坚持运动。

越不想动那证明你越需要运动

我们常常会因为懒惰与消沉而不想运动，而不去运动，这样我们的体质就会因为缺少运动而变差。当体质变差以后，我们的心态就会变得更加消沉，从而就会更加不乐于运动。这其实属于一种恶性循环。面对此种状况我们该怎么办呢？

对于缺少运动的人来说，越不想动那就说明你越需要运动。不想动时我们应该这样去提醒自己，激发自己，继而适当地强迫自己。

以最轻松的运动方式开始

当我们很需要运动但又很不想动时，此时我们最好的办法就是以最轻松的运动方式开始，比如此时我们可以以慢走的方式来运动。慢走一段时间以后，我们可以慢跑，慢跑之后便可以加快一点速度跑。

比较懒散、比较消极时，为了让自己尽快动起来，我们应该以最轻松的运动方式开始。

不要忘记了劳动也是一种运动

劳动时，当我们告诉自己劳动其实也是一种运动与锻炼以后，那么我们就一定会更积极地去从事某些劳动。这

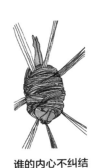

样做既可以减轻劳动时的心理压力，又可以获得更多运动的机会。

如何锻炼既轻松效果又会很好

我认为最有效的锻炼方法往往是这些运动量不太大，但需要适当忍耐的活动。比如蹲马步、做俯卧撑、做仰卧起坐（将这三项结合到一起效果会更好）等。跑步、打球等这类活动由于运动量较大，所以人很容易感到疲劳，而疲劳是不利于身心健康的。因此要想达到最好的锻炼效果，我们一定不能只去选择那些运动量较大的锻炼方式。

按照上面所说的三项体能锻炼方法，我虽然每天只锻炼了一至两次，每次只花了几分钟的时间，而且我并没有过于去强迫自己，每次都只是比较难忍时就停下来了，但是如此坚持了一段时间之后，我感觉自己的体力与活力明显比以前增强了很多。

正因为如此神奇，所以我一直坚持下来了，而且我相信我会永远坚持下去的。当然有些时候，当我感觉自己确实很疲惫时（比如生病了），那我会暂停一天或几天的。

我觉得这种锻炼方式非常适合那些体质比较差的人。

克服拖拉只需一句话

懒散拖拉时我会告诉自己：早一刻开始行动便能早一刻开始享受轻松而快乐的生活。

起床过程中，当我因为有点疲惫从而拖拖拉拉时，我感觉自己此时的压力常常会很大。所以懒散拖拉的时候，我们的心情常常会有些沉重或压抑，因为该办的事一直没有办。

我问问大家，压力较大的时候我们是不是会感到有点难受，甚至很痛苦？我估计大家都有过这种体会。所以我们可以这样说，面对工作与劳动，拖拉得越久，痛苦的时间就会越长。进一步言之，要想早一刻摆脱痛苦，那我们就应该早一刻开始行动。

懒散拖拉的时候，当我的压力较大时，我会告诉自己：早一刻开始行动便能早一刻开始享受轻松而快乐的生活。当我想到早一刻开始行动便能早一刻开始享受更轻松而快乐的生活时，我常常会很积极、很迅速地开始行动。这样做我便能有效地减轻或克服懒散拖拉心理。

怎样才能让劳动变轻松一点

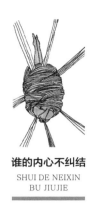

心灵
导读

很多时候，导致我们活得很累、很压抑的根本原因是我们失去了耐心与恒心。那么我们又该如何去增强自己的耐心与恒心呢？

洗碗、扫地、擦桌子……家务劳动原本是简单而轻松的，可面对它们，为何我们常常会拖拖拉拉，心存压力呢？那是因为我们对家务劳动产生了一些厌倦与排斥心理，此时我们对这份工作已经失去了耐心与恒心。

只要能够增强自己的耐心与恒心，那么我们就一定能更轻松、乐观地去完成各种家务劳动。

健身原本并不是一件很辛苦的事情，比如散步、慢跑等，可是我们为何常常会懒于运动，或敷衍了事呢？因为此时我们对这项运动失去了耐心与恒心。

要想更轻松、更愉快地背诵一篇课文，除了记忆方法比较重要以外，还有一个至关重要的方面就是你必须很有耐心。只要你具备足够的耐心，只要你一遍又一遍地去朗读与记忆，你就一定能够很轻松地背诵这篇课文。

增强耐心与恒心其实并非难事，你只要有意识地、适当地进行自我约束就行了。具体我们又该如何去约束自己呢？当你开始行动以后，请你如此暗示自己：不心急工作就会变得更轻松。面对工作与劳动，当我因为缺乏耐心而感到焦急觉得累时，我便会如此去暗示自己。每次暗示过后，我的心情总是会变得轻松舒坦一些。

在工作与劳动的过程中，我们之所以焦急，是因为我们觉得枯燥与难熬。由于难熬，我们便渴望自己能尽快完成眼前的工作。此时我们的目的是希望自己能尽快摆脱眼前的困扰，可结果却是越心急反而越难熬、越累。越心急越累，而不心急当然就会更轻松。当我们发现"不心急工作就会变得更轻松"这个道理以后，我们当然就会很明智地、很自然地去保持平和的、不慌不忙的工作心态。

很多时候，导致我们活得很累、很压抑的根本原因是因为我们失去了耐心与恒心。

心急的时候，没耐心的时候，我会如此去提醒自己：不心急工作就会变得更轻松。

乐观面对工作的秘诀是什么

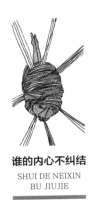

心灵
导读

面对工作与生活中的种种问题与难题，逃避与强求美满都是不可取的，只有尽力而为才是最轻松、最快乐的。

有时你可能会觉得老板或领导对自己的要求太严格、太苛刻；有时你也许会觉得当前的工作太辛苦了；有时你也许会觉得自己的工作很脏乱、很繁琐……总之我们时常会对眼前的工作产生一些不满情绪。

我经营着一家休闲会所，营业过程中，包厢内部常常被人弄得乱七八糟，室内设备经常被人破坏，台球桌需要一次又一次地进行维护……想到这些没完没了的烦心事，想到整个场所维护起来真的很难，有时我真心希望自己能尽快找到一条更好的赚钱门路，从而早日远离这些烦扰。

当我发自内心地去逃避眼前的工作时，我发现自己的工作信心似乎完全消失了，而剩下的就只有压力与痛苦。

这个道理我们永远都应该记住：逃避只会让一个人活

得更加痛苦。当我们无法找到更好的工作时，那我们就应该尽力去适应当前的工作，尽力去解决当前工作中所遇到的种种问题。只有这样去做，我们内心的压力才会降到最低点。

我之所以一直强调"尽力"二字，是因为我们本来就只能尽力而为。在解决问题的过程中，不切实际地去追求美满的人心理压力往往会很大。比如当我店里的台球桌被人弄坏后，如果想修整得完好如初，往往是难以办到的。在修理的过程中，当我过于追求完美时，我常常会觉得这是一种莫大的烦恼与压力，而当我只是尽力去修复它时，我感觉自己的心情是最轻松的。

面对工作与生活中的种种问题与难题，逃避与强求美满都是不可取的，只有尽力而为才是最轻松、最快乐的。

振作一点试试

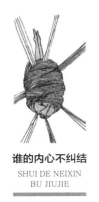

消极懒散的时候，请你去尝试一下精神振作是一种什么样的感觉。尝试过后你肯定会得出这样一个结论：越振作越轻松。

练书法、绘画、唱歌等类似运动量较小的活动其实也可以起到健身的作用。只不过要想让它们变成一种有效的健身方式，行动时你必须振作精神，而不能萎靡不振、无精打采。

我们不必去吝啬自己的体力，做什么事都舍不得用力，以为力气会越用越少。在不过于疲惫与劳累的情况下，人的气力往往会越用越多。为什么呢？很简单，正常情况下，运动较多的人身体往往会更健康，而当一个人很健康时，他的体力当然就会更充沛。

在精神振作的状态下，任何一种活动都可以起到健身的作用，但如果是在无精打采的状态下去健身，那么锻炼效果往往会是最差的。所以行为越积极身体就会越健康。

走路或劳动时，行为越积极，状态就会越佳，状态越佳感觉就会越轻松。

越振作越轻松这个道理或许很多人都知道，但是我们如何才能积极地保持振作的状态呢？很简单，你应该多去尝试，看看振作精神是不是真的能给自己带来很多好处。

消极懒散的时候，请你去尝试一下精神振作是一种什么样的感觉。尝试过后你肯定会得出这样一个结论：越振作越轻松。

非常累的时间多不多

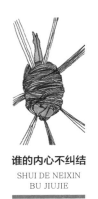

心灵
导读

　　表面上看人生确实比较累，但实际上我们活得其实并没那么累，因为繁忙的工作与生活中，照样会存在无数轻松而安逸的时光。

　　有时我们确实活得很累，比如考试累、加班累、生病累等。我经常觉得生活是一件很累的事情。读书时，面对一堆一堆的作业，面对每学期的期中与期末考试，特别是参加中考时，后面冲刺的那两个月我的大脑神经真的绷得好紧。我没读过高中，初中毕业后直接考上了一所中等专业学校，所以没机会参加高考，不过我相信，高考一定会比中考更累。

　　从表面上来看，有时我们确实活得很累，但是当我静下心来细致分析时，我却发现，实际上生活并没有想象之中的那么累。

　　拿考试来说，考试的整个过程确实不会很轻松，但是当我们在胸有成竹地解答某些试题时，当我们解答并检查完毕所有试题时，我们的心情肯定会无比轻松。所以在整个考试的过程中，真正冥思苦想、压力巨大的时刻其实是较少的。

交谈重大业务的过程或许不会很轻松，但是很紧张、很害怕、很费心的时刻却往往比较少。

表面上看人生确实比较累，但实际上我们活得其实并没那么累，因为繁忙的工作与生活中，照样会存在无数轻松而安逸的时光。

我们常常会因为想起下一个要完成的工作而压力重重。当我计划今天下午完成一个食堂管理策划方案时，虽然此时我并没有真正开始行动，但这件事却提前影响到了我的心情。当我想到明天的工作会很繁重时，虽然此刻我是无比轻松的，但我却难以释放掉此时不该有的这份压力。

理想中应该是这样：只要此刻是轻松的，那么无论你明天的工作会有多忙、多累，它都无法影响你此时的生活与心情。不过实际情况却并非这样，甚至恰恰相反。面对此种情况我们又该如何去减压呢？

等到开始行动的时候再去努力与承担一点儿也不迟。这样去提醒自己的话，你便不会过多地去为下一刻需要完成的工作而担忧及心存压力了。此时此刻好好休息其实才是最佳选择，因为一个人只有休息好了，那么他的工作效率才能获得提升。

此时此刻，只要你不是很累、很操心，那么你就是轻松的。

活着并没那么累，很多时候累其实只是一种表面现象。

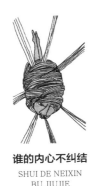

减压秘诀

在摆脱压力的同时，有时我们照样需要强迫自己去行动与忍受。也就是说，很多时候，压力是难以完全消除的，在减压的同时我们照样需要承担一些压力。

身处困境中或压力较大时，有时一两句贴心话便能让你从压抑或惧怕中解脱出来，所以心灵安慰是绝对可以改变心情与生活的。但是在减压的过程中，由于我们无比排斥压力与忧愁，所以我们很容易走向一种极端，即过于追求轻松与快乐，企图不去承受任何压力与痛苦。

不想承受任何压力与痛苦时，我们往往会变得意志消沉、贪图享受、怕苦怕累，这样由于我们的斗志与拼搏精神变得更弱小了，我们心中的压力常常会变得更严重。

当生活压力较大时，我们应该努力去调整自己的心情，因为压力属于一种痛苦，能摆脱的话，我们没理由不去摆脱，但是在追求轻松与快乐的同时，为了避免自己走向极端，所以我们应该告诉自己：压力一旦产生了，要想完全消除往往是很难的，除非现实完全获得了改变，所以心理疏导只能起到减轻痛苦与忧愁的作用，而承受是永远也避免不了的。

人生无法很轻松，人生无法很快乐。每一个活着的人都得吃苦受累，只是多少、轻重不同而已。只要苦和累存在，那么压力就会存在，只要压力存在，那么承受也就在所难免。

在减压的过程中，当我一味想办法去摆脱、企图不承担任何压力时，我感觉动力明显减少了，压力反而变得更大了。所以在摆脱压力的同时，有时我们同样需要强迫自己去行动与忍受。也就是说，很多时候，压力是难以完全消除的，在减压的同时我们同样需要承担一些压力。

一句话就能让你变得很大胆

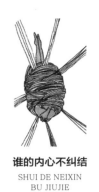

　　当我明白一个道理后，我的胆量瞬间变得很大了：如果我没讲好或没表现好，所有人（指所有可能会对我发表评价与看法的人）仅仅只能轻视我、嘲笑我，除此之外，他们并不能把我怎么样。

　　有一次在离开他人的办公室时，我误将"慢忙"说成了"慢走"，当时我心里真的很不是滋味。

　　爱好写作的人有时不敢把自己的作品拿给别人看，害怕存在纰漏，害怕闲言碎语，更害怕被人轻视或嘲笑。

　　贫寒时，失败时，我们害怕被人嘲笑。

　　上台讲话时我们经常会因为怕出错而不敢大胆地发表言论。

　　面对他人的评价，我们想得最多的是不要被人轻视或嘲笑，但却没有想到人其实是可以被人轻视或嘲笑的。

　　上台讲话时我们为何会紧张害怕呢？主要原因是我们

担心自己讲不好。因为没讲好或出错了的话就会引起他人轻视或嘲笑。胆小害怕时请你如此去暗示自己：如果我没讲好或没表现好，所有人（指所有可能会对你发表评价与看法的人）仅仅只能轻视我、嘲笑我，除此之外，他们并不能把我怎么样。当你想到那些可能会取笑自己的人并不能把自己怎么样时，你心中的害怕一定会明显减轻或完全消失。

并不是我们不能接受他人的评价与看法，轻视与嘲笑，而是因为我们一直在逃避它，我们以为它是一件难以接受的事情。

没有人愿意被人轻视或嘲笑，但是我们却没有办法保证自己不被人轻视或嘲笑。你只要不去逃避，主动去承担，那么你就一定可以很轻松地承担他人的所有评价以及评价所带来的后果，比如他人的轻视或嘲笑。明白了这个道理以后，无论是上台讲话还是平常与人交流，你都一定会变得更自信、更大胆。

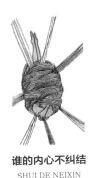

猜测不如行动

心灵
导读

应聘、借钱、找对象等，当你因为害怕失败而犹豫不决时，那么请你告诉自己：多一次行动肯定会多一份希望，只有行动过后我才能确定结果。

向他人借钱时，我们常常会因为担心对方会拒绝而不敢开口；跑业务时，我们常常会因为怕谈黄而失去信心；应聘时，我们常常会因为害怕失败而打退堂鼓；找女朋友时，我们常常会因为担心被拒绝而不敢去追求、去表白……

太在乎结果，这是导致我们不敢大胆地、放肆地去借钱、做业务、应聘、找对象等的主要原因。当我们过于去分析结果的成与败时，我们的行为往往会变得束手束脚、犹豫不决。

那么怎样才能让一个人的行为变得更大胆呢？很简单，你只要记住"多一次行动多一份希望"也就行了。很多时候，结果是分析不出来的，只有行动过后成与败才会水落石出。

借钱可能会失败、谈业务可能会失败、找对象可能会失败……努力过后我们的确很可能会遭受失败，但是最严重的后果也就不过是被人拒绝而已，除此之外又还有什么呢？你并不会因此而遭受损失。

应聘、借钱、找对象等，当你因为害怕失败从而犹豫不决时，那么请你告诉自己：多一次行动肯定会多一份希望，只有行动过后我才能确定结果。

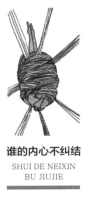

演讲不再怕

面对演讲，如果你紧张，那么请你尽快开始行动吧！因为行动会让你忘记害怕，行动会让你变得很勇敢。

别怕人听见

上台演讲时，有的人由于天生胆小，他总是不敢将嗓门放大一些，好像生怕被人听见了似的。

你有能力大声讲话吗？除非你衰老了或生病了，否则不费吹灰之力你便可以提高自己的嗓门。

讲话时，你的音量不必如雷贯耳，但必须洪亮，否则你就无法从气势上压倒别人。气势不足，胆量就无法获得提升。

没人催你

上台演讲时，如果你想吸引听众，控制场面，那么除了声音洪亮以外，语速应该比较平稳。紧张的时候，你讲话的语速往往会失去控制，好像有人在催你似的。

语速过快，往往会导致别人难以听清，而听不太清的话，又有谁还会专心地听下去呢？

另外，语速过快、停顿时间太短的话，你又哪里有时间去思考、去酝酿下一句言词呢？

讲话时，其实你完全可以从容一点，因为一般情况并没有人会去催你，之所以心急，那往往是你自己在催自己。

何时最紧张

读中专时，有一次我们班上举办了一次班干部竞选活动。我清楚地记得，我那次竞选的是班长，其实我之前什么班干部也没当过。那次，当我还只是打算上台参加竞选讲话时，我感觉自己的心在怦怦直跳。可是当我走上讲台以后，我发现自己的心瞬间平静了许多。而当我开始发言时，我似乎完全不害怕了。

面对演讲，如果你紧张，那么请你尽快开始行动吧！因为行动会让你忘记害怕，行动会让你变得很勇敢。

身体上累一点大脑却会轻松一点

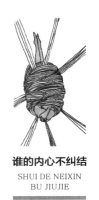

心灵
导读

以何种心态去寻找工作机会才能更多一些呢？其一，尽可能去运用自己所学的知识与技能，但不要以为自己所学的知识一定能发挥作用。其二，身体上感觉舒适的职业心理压力却有可能会很大，选择时我们应该全面衡量。其三，多去尝试各种职业。

当今的年轻人，几乎没有一个愿意当农民或从事辛苦的劳动了，似乎这类工作理应属于上辈人该做的，舒适而体面的工作好像专属于我们年轻人的。特别是那些高学历者，在求职过程中他们往往会更加挑剔。

学历其实只能为一个人带来更多成功的机会。如果不能摆正心态，由于竞争无比激烈，很多学历较高的人常常比那些学历低的人更难以找到合适的工作。

我在电视上看到这样一则新闻：通过调查，上海有半数以上的白领阶层认为自己没有农民活得幸福，其主要原因是生活压力太大。

虽然大学生就业压力在不断升高，但照样很少有人愿意去当农民或从事辛苦的劳动。这是为什么呢？因为许多人看重的往往是生活的表面，他们把身体上的舒适度以及面子看得很重，却不明白，一个人要想真的活得很快乐，内心的舒坦与无忧其实同样至关重要。

选择职业时，由于我们无比排斥那些辛苦的工作，所以我们的心灵深处无形中产生了一道防线，我们常常不敢去跨越它。突破这道心理防线的最好办法就是主动去尝试多种职业。是否长期做下去，首先不要下定决心，而是试几天或一段时间以后，根据自己的亲身体验再做定夺，这就叫尝试。许多原本不情愿、不敢做的工作，当你尝试以后，你可能就不会那么排斥与惧怕它们了。尝试多种职业以后你往往会悟出这样一个道理：许多体力上付出较多的工作，由于竞争没那么激烈，也不必花费太多脑力劳动，所以工作过程中，内心往往不会存在太多压力。

另外，当你慢慢习惯了一种辛苦的工作以后，到后来你往往就不会觉得做它很累了。

所以尝试其实可以给我们带来更多就业机会。

农民，工人，服务员，清洁工……任何一种正当的职业都是一个完整社会所不可或缺的，都是有价值的。从事任何一种工作的人都可以快乐地活着。唯有找不到工作，找不到生存的路子，唯有对自己的工作过于不满、过于自卑，才是最痛苦的。

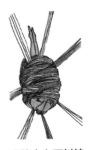

生活压力之所以都比较大，社会问题其实只是很小的一个方面，我们的理想很不现实，这才是最主要的原因。

以何种心态去找工作我们的机会才会更多呢？

其一，尽可能去运用自己所学的知识与技能，但不要以为自己所学的知识一定能发挥作用。

其二，身体上感觉很舒适的那些工作，带给我们的心理压力有可能会很大，选择时我们应该全面衡量。

其三，多去尝试不同职业。

埋怨改变不了现实

请不要去埋怨辛苦的生活，因为这是一种现实，是每一个活着的人都改变不了的现实。

当我因为店子装修而无比操劳时，当我发现抚养一个孩子需要花费无数心血时……我感觉人生真的很累。不过当我意识到劳累的其实不止我一个人时——比如帮我装修的工人不是一天到晚在杂乱无章、噪音刺耳的环境中劳碌吗？当我想到劳累也不只是生活中的某一天、某一年时——比如从我上学的那一天开始我便一次又一次地承受着生活的压力，猛然间我想到了一句话：人生无法很轻松。

当我肯定了人生无法很轻松时，我便不再去逃避眼前的苦和累了。此时我感觉自己的意志更坚定了，心态也更乐观了。

谁都渴望轻松而快乐的生活，但没有一个人能够轻松

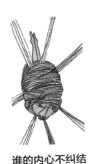

快乐地活一辈子，所以平淡与难熬是很正常的，是无法逃避的，是会伴随我们一生的。明白了这一点，我们便能更加安心地、乐观地接受所有乏味与艰辛的生活。

请不要去埋怨辛苦的生活，因为这是一种现实，是每一个活着的人都改变不了的现实。

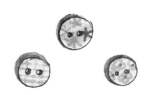

别小看自己

软弱的人并非天生软弱，而是因为他们自己认为自己很软弱。当我告诉自己"我可以吃苦耐劳"的时候，我感觉自己立马就变得强大起来了。

　　常常会有人说某些父母把子女看得很娇，但很少会有人说自己把自己看得很娇。父母娇生惯养他们的子女，旁人往往可以看得一清二楚，但如果是自己将自己看得很娇，那么旁人是难以察觉的，甚至连他自己也发现不了。

　　把自己看得很娇小很软弱的人，他们往往会认为自己天生就不能吃苦耐劳，不能胜任辛苦的体力劳动，只能完成一些轻松的工作，如果找不到理想的职位，那么他们甚至会担心自己无法生存下去。这类人如果年龄较轻的话，常常会依赖于自己的父母而活，面对未来，他们经常惶恐不安。我感觉当今有不少大、中专毕业生正是这样，通过刻苦学习，他们在学业上取得了一定的成绩，不过因为他

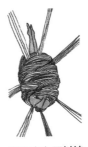

们很少从事体力劳动，而社会竞争又很激烈，他们常常会因为找不到理想的工作而发愁，而不知所措。

当一个人把自己看得很娇小很软弱的时候，他的斗志与意志是最脆弱的，此时他很容易被困难压倒，他会对未来充满无限担忧，怕失业、怕受苦……

软弱的人并非天生软弱，而是因为他们自己认为自己很软弱。当我告诉自己"我可以吃苦耐劳"的时候，我感觉自己立马就变得强大起来了。

第一次劳动时往往会是最累的

不要过于害怕失败与痛苦，因为最痛苦的时刻往往不会太长久；不要太害怕辛苦的劳动，因为只有第一次劳动才会是最累的。

任何困难的发生都只不过是改变了一种生活罢了。

古猿人靠打猎为生，吃的是生食，住的是石洞，在我们现代人看来，那种生存条件确实太恶劣了，但当时的人类却可以适应。在同样炎热的夏天，有的人一天到晚宅在空调房内，而有的人却在阳光下劳作。享受空调的人或许会嫌温度调得还不够低，而此时在烈日下劳作的人又是如何度过的呢？难受是无法避免的，但他们并不一定受不了，因为他们已经习惯了。

起起落落，变化无常，此乃人之常事。一个人由富变穷时，刚一开始他的内心可能会受尽折磨，甚至会度日如年，但时间一长他往往就不会太失落了，为什么呢？因为

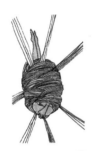

他习惯了贫困的生活。

冬天，你从暖和的被窝里刚钻出来的那一刻往往是最难受的，可过不了多久你就不会觉得那么冷了，因为你慢慢习惯了寒冷。当你因为怕冷而懒床时，请你告诉自己：最难以忍受的仅仅是刚起来时的那一刻而已。

当完全习惯了一种生活以后，我们内心的压力与痛楚往往会慢慢消失。

只要给予足够的时间，我们就一定可以习惯一种生活，一种此时不敢想象的艰难生活。

一个人刚刚失恋的时候往往是最难受最痛苦的时候，因为太痛苦所以他可能会担心自己承受不了。其实他错了，因为接下来痛苦的感觉往往会不断减弱，而绝不会增强。

不要过于害怕失败与痛苦，因为最痛苦的时刻往往不会太长久；不要太害怕辛苦的劳动，因为只有第一次劳动才会是最累的。

锻炼是一种很好的减压方式

当工作比较辛苦时，与其被动地忍受，还不如主动以锻炼身体的方式来增强体力与忍耐力。

中专毕业后的一年多时间里，由于我不想去工厂当普通工人，我一直没能找到一份理想的工作。有段时间我待业在家，面对迷茫的前途，我感到万分沮丧。

在迫于无奈的情况下，面对就业，我改变了思路。我是这样想的，假如实在是找不到理想的工作，我就去当工人或农民好了。只是我觉得当工人或农民肯定会比较苦、比较累。因为我父母是务农的，我曾下地干过不少农活，深知务农人的辛苦。

如果将来我真的从事体力劳动，那么此时我能做点什么准备呢？我想到了锻炼。因为锻炼可以让我变得更强壮，也可增强自己的忍耐力，当身体更强壮了，忍耐力更强大了，我当然就能更轻松地承担劳动中的苦和累。

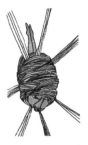

为了增强体力与忍耐力，我想到了两个最简单的方法：一个方法是蹲马步，另一个方法是双手端平伸直，然后尽可能长久地保持这个姿势，直至难以忍受为止。

那段时间，每天睡觉前我都会如此锻炼一次。我发现这确实是一个很好的减压方法。因为锻炼一段时间后，我感觉自己的勇气与信心明显增强了。

当工作比较辛苦时，与其被动地忍受，还不如主动以锻炼身体的方式来增强体力与忍耐力。当人的体力与忍耐力变得更强大了，他心中的压力便会随之减轻。

只需用身体去承担苦和累

面对疼痛或冷热不适，当我相信自己的身体一定可以忍受得住时，我发现心中的惧怕与焦虑往往会随之减轻。

关于坚强，我们谈论得最多的是一个人的心理，但却忽视了人的身体。

当肚子疼痛无比时，你心里面所承受的痛其实只是感觉上面的，而你的肚子其实才是真正的承受者。它承受了所有的疼痛。你应该相信自己的肚子，相信它的承受能力。你可以放心地将所有的疼痛全都交给它。

冷得发抖，热得满头大汗，这不都是我们的身体在承受苦难吗？天气寒冷或炎热时，你应该相信自己的身体，因为很多时候它是完全可以忍受得住的。只要你不去逃避，它就一定会去忍受。

相信自己的身体，其实也就是相信自己。

面对疼痛或冷热不适，当你相信自己的身体一定可以忍受得住时，你心中的惧怕与焦虑便会随之减轻。

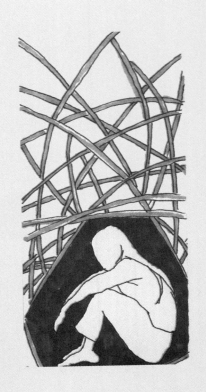

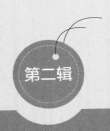

第二辑

不在乎他人的评价试试看

当我们无法获得较多的财富时，我们的生活其实并不会受到太大的影响，我们也不会因此而失去太多快乐，此时最容易受到影响的其实是我们的自信心。此时此刻，你只要相信自己照样可以活得很快乐，那么你就可以活得很快乐。自信确实有这么重要，快乐确实有这么简单。

为何我们都很怕丢面子

**心灵
导读**

　　丢了面子时，如果我需要为此承担什么那就必须承担，不过我发现，大多数时候，我根本就不需要因为面子问题而承担任何东西，这往往只是一种心理误断（误认为自己需要为丢面子这件事承担很多后果），因为他人对自己的想法与评价往往并不会真正对自己带来不利或伤害。当我放肆地让别人去想、去说自己时，我发现结果确实如此。

　　当你身穿档次较低的服装时，你的身体并不会因此而产生明显不舒服的感觉，但是在你的内心深处，你有可能会觉得自己很没面子。

　　很多时候，你并不是无法从生活上、行为上去承担失败，而是无法从心理上去面对它，担心亲人、朋友会因此瞧不起自己。

　　面对比较卑微的工作，比如服务员、普工等，不愿选择做它时，并不一定是你无法从体力上去胜任它，而很可

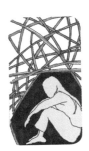

能是因为你放不下面子。

当自己某方面的条件较差时，我们很容易产生自卑心理。比如收入很低或长相较丑等。

注重面子给我们带来了动力，也给我们带来了沉重的心理负担。如果能够减轻面子观念，那么所有人的生活都会变得更轻松、更快乐。

丢了面子时，如果你很低迷、很悲观，那么请你按照下面的两个步骤去疏导自己。

第一步，请你如此提示自己：此时此刻，别人要怎么想、怎么说我根本就管不了、控制不了，因为控制不了，所以如果这件事会给我的生活造成影响，那么我就必须承担。

让自己明白"我必须承担"的目的是为了迫使自己勇敢地去面对它，从而不去逃避它。因为逃避会让一个人变得更加自卑与沮丧。

无论我们丢了多大的面子，只要我们勇敢地去承担，就没有承担不了的。

第二步，请你告诉自己：一般来讲，没有面子或丢了面子时，我们根本就不需要为此承担什么。

为什么会是这样呢？

每一个人的身边都会存在很多的亲朋好友，可是困难之时又有多少亲朋好友会真心地帮助自己呢？开店时由于资金短缺，我只得向亲朋好友借款。借钱过程中我发现，虽然我有很多亲朋好友，但是同意借钱给我的却少之又少。有的人或许确实是没钱，不过有很多人往往是有钱不借。其实我所从事的并非是什么大买卖，假如失败了，我是可以以打工赚钱的方式还清这些欠款的。

我并不是说人情是冷漠的，因为毕竟还是有人帮助了我。不过通过这类事情我们不得不承认，我们虽然亲朋好友很多，但是会跟自己发生较多经济往来的人却很少。还有一点我们也不得不承认，那些真心关爱自己的人，无论何时他们都不会轻视自己，比如父母或真挚的朋友，而轻视自己的人往往是那些不能真诚相待的亲人或朋友。

所以，看不起自己以及爱讲自己闲话的人往往是那些很少帮助自己或交往较少的人。因此向那些看不起自己以及爱讲自己闲话的人寻求帮助，往往是没用的。既然轻视甚至鄙视自己的人往往是那些无关紧要的人，那么轻视与鄙视又还有什么值得可怕的呢？

冷静分析后我们可以得出这样一个结论：很多时候别人对自己所产生的不好的看法与评价往往只能影响自己的心情。因此，丢了面子时，很多时候，我们并不需要从生活上为此承担什么。

丢了面子时，如果你需要为此承担什么那就必须承担，不过大多数时候，我们根本就不需要因为面子问题而承担任何东西，这往往只是一种心理误断（误认为自己需要为丢面子这件事承担很多后果），因为他人对自己的想法与评价往往并不会真正对自己带来不利或伤害。不信的话，你可以放肆地让别人去想、去说自己，看看结果是不是这样。

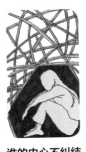

钱少者能跟钱多者一样快乐吗

当我无法获得较多的财富时，我的生活其实并不会受到太大的影响，我也不会因此而失去太多快乐，此时最容易受到影响的其实是我的自信心。当我因物质条件比不上他人而失落时，我会告诉自己：只要充满自信，我照样可以活得很快乐。如此提示过后，我会瞬间变得乐观起来。

财富一方面可以让我们的生活条件变得更优越，另一方面则可以让我们活得更自信。反过来说，当我们不太富有时，当我们的物质条件比不上他人时，我们的自信心就会遭受打击。其实只要我们充满自信，就算我们买不起小车、穿不起名牌服装，我们照样可以活得很快活、很自在。由于财富是强求不到的，人世间总会存在贫富之差，所以对于任何一个渴望快乐的人而言，增强自信心比追求财富更重要。

当自己的物质条件比不上那些较为出色的人时，我们常常会因此而不自信。比如假如你的家庭条件较好，但是你却买不起车或者是买不起好车，此时当你去跟那些有车或者是开名车的人比较时，你可能会觉得自己低人一等。

当你很向往小车时，你想得最多的肯定是它的好处与方便，而会忽视它的种种弊端。你说是不是这样呢？

保养费用高、油价贵、停车难等，特别是怕出意外，如果伤了人，有时它可能会导致你倾家荡产。当你去想象小车所能带来的种种方便时，你应该认真考虑一下它带来的烦恼，只有这样你才不会强烈地去向往它。

私家车确实可以让我们的生活变得更加完美、幸福，不过当我们无法拥有它时，我们的生活又会受到什么影响呢？当今社会公共交通日益发达，没有私家车时，你可以乘公共汽车或打出租车，你想去哪里照样可以去哪里。

全面分析后我们会发现，当经济条件不太宽裕时，我们之所以经常感到不开心，主要原因是因为我们不够自信，而并非钱财不多就一定无法活得很幸福。当我们不明白这个道理时，我们就误认为物质条件较差的人肯定会失去无数幸福与快乐，继而我们就会更加看重物质财富。特别是当我们发现穿名牌、买小车的人越来越多时，我们就会更加心灰意冷。

其实金钱与名誉并不能给我们带来太多的快乐，它往往只是一种自我陶醉，并且这种陶醉往往维持不了多久。正因为这样，所以财富与名誉往往只能给我们带来一时的兴奋与满足。如果不信，你可以去问问那些有钱有名的

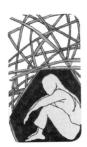
人，或者当你飞黄腾达的时候再来想想，看是不是这个道理。因此在追求名利的过程中，我们往往高估了金钱与名誉所能带给我们的快乐。

请你记住：当我们无法获得较多的财富时，我们的生活其实并不会受到太大的影响，我们也不会因此而失去太多快乐，此时最容易受到影响的其实是我们的自信心。此时此刻，你只要相信自己照样可以活得很快乐，那么你就可以活得很快乐。自信确实有这么重要，快乐确实有这么简单。

当然，我并不否认优越的物质生活所给我们带来的快乐与享受，我只是觉得它往往没有我们想象之中的那么重要、那么快乐。

当我穿不起名牌服装、买不起小车时，我的孩子却可能会比人家的可爱、听话；当我的经济收入较低时，我的体魄却可能会比他们健康；我也许没有机会成为百万富翁，但是我很可能一辈子也不会遇到大灾大难……其实并非只有物质上超过了别人才能快乐，而是每个人有每个人不同的快乐。

我们总喜欢去攀比别人，但却忽视了，有许多快乐跟能不能超过别人其实一点关系也没有，比如欣赏精彩的影片，聆听美妙的音乐，享受爱吃的美食，散心旅游，享受夫妻生活等。

钱少者有时确实没有钱多的人快乐，但是只要钱少的人能够充满自信，那么两者之间的快乐往往相差不了多远。

因为别人幸福而不开心值吗

当我因为发现身边的人比自己更富有、更成功而悲观、失落时，我会如此提示自己：我永远都只能去过属于自己的生活。

当我发现许多比我年轻的人买了小车时，有时我感觉自己很不平衡，我知道这是因为我在嫉妒他们。为此我便好奇地开始揣摩嫉妒究竟是怎么一回事。

当我们去跟身边那些出类拔萃的人相比时，我们很容易产生嫉妒心理。比如我们常常会嫉妒那些身份显赫的大官或当地知名企业家。

众所周知，嫉妒往往会让一个人感到自卑、闷闷不乐，严重时我们甚至会因为嫉妒而去厌恶或仇恨一个人。有的人会因为抑制不住内心的嫉妒而去伤害他人。

当你身边的某位亲人或朋友很富有或才华横溢时，你的内心为什么会感到不平衡或悲观呢？因为当你身边的某个人很出色时，你周边的大多数人都有可能会去羡慕他、钦佩他，从而也就不会有太多人注意你、重视你了。

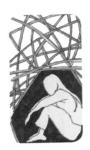

因为失败，因为家境贫寒我确实有过自卑的时候，不过当我回过头来思考时我豁然开朗，就算所有的人都不重视我，我不是照样可以活得很幸福、很快乐吗？所以不被人重视我们并不会因此而失去太多快乐。自卑的人往往是误认为不被人重视自己就无法活得很快乐。此时我们会将更多的心思集中在那些成功人士的身上，总认为他们才是最快乐、最幸福的。

失败时、贫困时，你只要告诉自己"不被人重视时我照样可以活得很幸福、很快乐"，那么你一定会因此而变得更自信、更快乐。

嫉妒他人时，我们想得最多的往往是别人的幸福与快乐，可回过头来我们却还是只能去过自己的生活。既然嫉妒过后，我们还是得回过头来过自己的生活，既然别人的幸福与快乐终究是属于别人的，那么我们为什么不早一点回过头来享受属于自己人生呢？哪怕自己的人生远远比不上他人，但我们毕竟只能活在自己的人生里。

假如自己的快乐是最重要的，那么我们永远都应该去珍惜那些真正属于自己的人生快乐，而不要过多地去管制别人的幸福与快乐，生怕别人幸福了、快乐了。别人活得很幸福实际上是影响不到自己的生活的，但是如果你去嫉妒他人的幸福与快乐，那么你的心情与生活就会因为你的嫉妒而受到伤害与打击。

我允许自己存在一点点嫉妒心理，因为嫉妒可以为我增添动力，但是我认为自己没必要因此而过于不开心，因为这样做很不值得。当我因为发现身边的人比自己更富有、更成功而悲观、失落时，我会如此提示自己：我永远都只能去过属于自己的生活。

人为何总是难以知足

当欲望较强时，我们不必过于控制自己，而只要多想想自己能不能实现也就行了。

　　我们常说，知足常乐，确实没错，但是怎样才能让一个人知足，这确实是一件难事。有时金钱与权力的诱惑真的让人难以抵挡。在没有机会升官、发财的时候，一个人往往很容易满足。贫困落魄时，吃饱、穿暖、找份稳定的工作，可能是你最大的期盼。此时你会认为：能够实现这个目标那么我便很知足了。但是一旦你拥有了这一切，那么新的更高的欲望马上就会占据你的内心。这一点我是有亲身体会的。

　　当我每年赚不了几万元钱时，我认为如果每年我能赚十万元钱，那么我一定可以心满意足，我也一定可以活得很幸福。后来虽然我的公司所给我带来的收入已经超过了之前的目标，但是当一个新的十拿九稳的业务不幸泡汤了

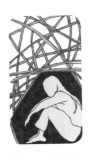

时，我照样无比失落。虽然我当前的发展还算不错，但是我却怎么也找不到那种很满足、很快乐的感觉。

为什么无数百万、千万富翁照样会去拼命赚钱？因为他们难以控制住不断膨胀的欲望。我们总会觉得钱多会比钱少要快乐一点，官大会比官小要气派些。

以前我认为富有的人一定会比贫穷的人感到幸福一些，我想他们应该会很满足。不过通过这次体会，我发现，有钱人的满足感其实并不一定会比没钱的人强。有时他们甚至会比没钱的人更加失落。

当你因为目标太高从而失落时，你没有必要直接去抑制欲望，因为这是没用的。

此时你可以这样反问自己：就算我目标再高，渴望再强烈，但是如果无法实现的话，我又能怎么办呢？当你发现自己此时难以或无法实现自己当前的目标时，那么你心中的欲望就会自然地变弱或消失。

所以当欲望较强时，我们不必过于控制自己，而只要多想想自己能不能实现也就行了。

期盼与欲望更多的其实只是一种理想，而理想与现实之间总是会存在一段距离。多去想想自己能不能实现，尽可能迅速地让自己从理想回到现实中来，这样我们内心的欲望往往会不攻自破。

才智高低难以评判

我不喜欢去评判一个人的才智，因为聪明与愚昧的人都会有他自己的活法，自己的想法，自己的快乐。

当一个人取得了不小成就时，我们都会说他很聪明，而当他一事无成时，很少会有人说他聪明，甚至还会有人鄙视他，说他老实没用。难道他是取得了成就之后才变聪明的吗？

也许某个人的智商确实有一点低，但他能怎么办呢？还不是要去挣钱，还不是要去追求幸福。并且他也一定能够挣到钱，能够享受到幸福，除非他神经不正常。

聪明与笨拙的人其实都能取得成功，因为要想取得成功，有时它并不在于一个人很聪明，而是在于一个人的钻研精神，在于恒心，在于把握机会，当然还缺少不了运气。

我不喜欢去评判一个人的才智，因为聪明与愚昧的人都会有他自己的活法，自己的想法，自己的快乐。

炫耀只是一种自我陶醉

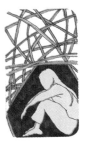

心灵
导读

炫耀确实是一种快乐，但是过分炫耀可能会导致很多的亲人与朋友疏远你，留给你的更多的便会是孤独与无助。

换位去思考的话你就会发现炫耀真的没有太多意义。

因为每一个人都希望能突出自我，而并不喜欢别人超过自己，所以当你满怀期望地在他人面前好好风光一下时，真心称赞你的人往往很少，有些人甚至根本就不理睬你，还有些人当面可能会夸奖你、奉承你、讨好你，但背地里却可能会对你冷嘲热讽。为什么呢？因为你的行为伤害了他们，你的快乐是建立在他们的自卑与痛苦之上。

如果你想赢得他人更多的爱戴与尊重，那么你就应该努力去为别人带来帮助与快乐，而不要以一种过分炫耀的方式去刺激他人、伤害他人。

被人羡慕能给自己带来什么

不过于注重面子的人，他们的生活往往会更轻松、更舒坦，而他们所失去的其实只不过是别人一时的羡慕而已。

春节过后我在电视上看到这样一则新闻：很多人在统计春节期间的开支账单时发现，过一个春节竟花费了自己好几个月的工资，有的人甚至把自己所有的积蓄全都花光了。此时他们感到无比失落。他们说，之所以花了那么多钱，主要是因为自己过于注重面子，过于攀比。买礼品，买衣服，送人情……都不想低于他人，不想在人家面前丢面子。

在金钱与道德、金钱与情义面前，有的人会把金钱摆第一，他们会不择手段地谋取金钱，比如造假行骗，但是在金钱与风光面前，很多人却会把风光摆首位。为了风光，他们常常会大把出手。冷静地想一下，世人确实很愚昧，为了金钱，我们也许会历经千辛万苦，但为了一文不

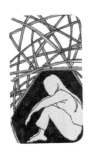

值的风光，很多人却挥金如土。

因为攀比，有的人去贪污受贿，虽然他们得到了金钱，得到了一时的荣耀与快乐，但金钱与荣耀却可能会把他们送进监狱；因为攀比，有的人常常会不切实际地消费，虽然经济不太宽裕，但照样去穿名牌，开小车。许多表面风光的人，内心其实压力重重。

过分攀比的结果往往是先快乐后难过，而且常常是快乐一时，难过很久；不过于注重面子的人，他们的生活往往会更轻松、更舒坦，而他们所失去的其实只不过是别人一时的羡慕而已。

真正充满自信的话，你根本就不必要过多地去跟人攀比。过于喜欢攀比的话，反而证明一个人不够自信。

假如别人开的是一百多万元的车，而我开的是几万元的车，又或者我根本就没有车，那么难道我就一定不能活得很开心、很快乐吗？

当你真正享受到了那种舒适美好、清静愉悦的心情时，那么你就会发现：金钱与物质有时其实只是一种表面现象，它并不能给自己带来太多快乐。

没理由不为自己想想

有许多人其实不买车或少开车照样可以活得很好，并且他们的经济条件也不一定很宽裕，但他们为什么要买车呢？这是因为他们在相互攀比。

问大家一个简单的问题，某一个人去同一个地方，是坐公交车节油还是开小车节油呢？

客运淡季，我发现不少县城至乡镇的中巴车上的乘客常常寥寥无几，在这个时期，假如很多人照样开着小车去乡镇，那你说这难道不是一种莫大的能源浪费吗？

其实开车并不见得是一件轻松的事情，在不拥挤的情况下，坐客车常常会比开小车更轻松、更自在。之所以喜欢驾车去做客、去串亲戚，有时我们的主要目的其实是为了显耀自己。

因为攀比、因为面子，我们浪费了无数宝贵的能源。在有限的能源面前，我们可能会这样去想，只要现在有得

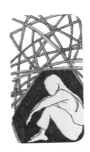

谁的内心不纠结
SHUI DE NEIXIN
BU JIUJIE

058

用，谁还会去管无数年之后的事呢？但是大量汽车尾气的排放会导致空气质量日益恶化，从而直接危及人体健康，你总不能说这也是以后的事吧？

所以为了自己的健康与快乐，我们应该尽可能少买车或少开车，应该放弃一点点因风光而带来的快乐。

风光并不是最快乐的

风光其实并不是最快乐的，轻松而无忧的生活才是最快乐的。

在我身边，我发现存在这样一种现象：年轻的人开着小车，但他们的父母却日夜奔波劳累，日子过得比较艰难。

有一天我老婆对我说："有小车的人出行真方便。"我是这么回应她的："至少我要等到自己有能力让双方的父母都能过上轻松美满的生活时，我才会考虑买车。否则如果我开着小车，但他们却依旧活得很艰辛，那么我觉得这是一种不孝。"

虽然做父母的都希望自己的子女能出人头地，从而为自己添光，但他们并不一定把这看得很重，他们最期待的其实是全家人能够长久地过着衣食无忧的生活，而并不喜欢这种表面富足但实际却比较拮据的生活。

所以风光其实并不是最快乐的，轻松而无忧的生活才是最快乐的。

我帮助过多少人

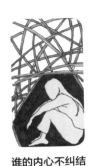

心灵
导读

当你觉得帮助自己的人很少时，那么请你问问自己：
我帮助过多少人？

　　我听一位做业务员的亲戚说，去拜访客户时，如果你
是开小车去的，那么门卫与老板往往会比较热情地接待
你，而假如你没有小车，那么客户对你的态度往往会冷淡
一些，甚至会拒之门外。我那亲戚为了做好业务，就不得
不在经济比较窘迫的情况下去买小车。

　　当今社会趋炎附势之风真的越来越严重，为了适应这
个社会，我们常常身不由己。比如没房没车就难以娶到
老婆，虽然有房有车的人未必都过得很幸福，虽然有房
有车的人未必会很爱你，但是为了面子她们还是要去追求
那些。

　　攀比是一种风气，而要想改变这种风气，我们就应该
努力让真诚、仁爱、互助成为一种风气。

虽然说忘恩负义的人比比皆是，虽然说好心并不一定会有好报，但是你敢说这个社会善良的人已经不存在了吗？无论是懂得感恩的人更多，还是忘恩负义的人更多，但是平日里不去救济他人的话，那么不幸运时救助自己的人肯定会变得更少。所以帮助他人实际上是在帮助自己。

当你觉得帮助自己的人很少时，那么请你问问自己：我帮助过多少人？

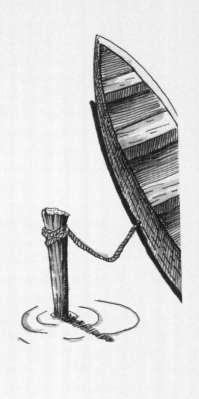

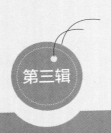

第三辑

人生是一次冒险的旅行

　　没有人不害怕意外灾难与死亡，可是我们有办法保证意外与不幸绝对不发生在自己身上吗？所有活着的人都没有办法。所以在不幸与死亡面前，任何人都是没有退路的，人生就是一次冒险的旅行。既然没有退路，那我们为何不勇敢地前进？

让自己更恐惧一点

　　我有过极度恐惧死亡与意外灾难的时候，此时此刻我感觉自己完全沉浸在一个黑暗的世界中。偶然的一次，面对意外灾难与死亡，当我放肆地让自己去恐惧时，我反而不那么恐惧了。这一定是物极必反的缘故。

　　如果你说自己从没恐惧过，那我是不太相信的。

　　看到有人患绝症，看到惨重的交通事故，看到有人被谋杀……我们常常会感到心惊胆寒。应该说恐惧是一种极度的悲痛、极度的忧郁。

　　我觉得恐惧是一种变化无常的东西。一个人并不是只要想到了死亡，想到了灾难，他就一定会感到恐惧。有些时候我们也许会很容易陷入极度的恐惧之中，而有些时候就算看到了再悲惨的事故我们或许也不会感到害怕。正因为恐惧是变化无常的，是不由自主的，是不理智的，所以有时我们或许拿它一点办法也没有。面对恐惧，当我们无

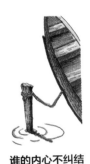

论如何也控制不了时，那又该怎么办呢?

恐惧是一种折磨，恐惧时，我总希望能尽快消除它。为此我无数次地冥思苦想，但我一直都没有找到一种能压制住恐惧的心理调控方法。无奈之下我只好不去管它了。当我不去管它，而是让自己去恐惧时，我发现恐惧反而变轻一些了。后来我干脆放肆地让自己恐惧。此时我很开心，因为当我放肆地让自己去恐惧时，我反而不那么恐惧了。这一定是物极必反的缘故。

很久以后我发现，恐惧跟忧郁其实有一个很相似的地方，那就是当一个人恐惧得足够多的时候他往往就不太容易陷入到恐惧中去了。

生命迟早会到达终点

心灵
导读

　　你只要全面地去思考人生，那么你就一定不会太害怕
意外灾难与死亡。

　　不同的人生其实只是过程不一样，但终点却全都是一
样的。因不幸而去世的人其实只不过是提前到达了终点而
已。如此去看待人生与死亡的话你或许就不会那么的害怕
意外灾难了。

　　没有人不害怕意外灾难与死亡，可是我们有办法保证
意外与不幸绝对不发生在自己身上吗？所有活着的人都没
有办法。所以在不幸与死亡面前，任何人都是没有退路
的，人生就是一次冒险的旅行。既然没有退路，那我们为
何不勇敢地前进？

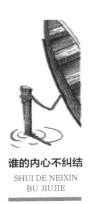

如何面对死亡

心灵
导读

　　或许只有死亡以后，我们才完全不会害怕死亡了。能

活着为何不去好好珍惜，被迫离开人世的时候勉强又有

何用。

一

　　当一个人真正害怕死亡的时候，那么除非他可以改变

死亡的事实，否则他就无法完全消除这种害怕。

　　或许只有死亡以后，我们才完全不会害怕死亡了。

二

害怕也就说明你还活着。

生与死本来就是一瞬间的事情。

我们只能这样活着：能活多久就去活多久，一直活到生命的最后一刻。

能活着为何不去好好珍惜，被迫离开人世的时候勉强又有何用。

害怕死亡是因为世界太精彩，生活很有趣，但死亡其实并不是一件很痛苦的事情。如果痛苦，那往往也是很短暂的。

三

在人的一生中，我们会亲眼目睹一个又一个生命离我们远去。当我们看到某个生命被突如其来的横祸瞬间夺走时，我们无不感慨生命是那么的脆弱，那么的无奈。

虽然每一天都会有很多人离开人世，但活着的人还是得活着。活着的人不会因为死亡而消沉，反而会因为死亡而更加珍爱生命，更加积极，更加坚强。

所以死亡其实给活着的人带来了力量。

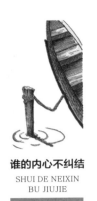

活着就一定能享受到快乐

心灵
导读

　　活着就一定能够享受到一些幸福与快乐，不幸时请你如此提示自己，因为它是我们痛苦时的最大安慰，也是我们战胜苦难的最大动力。当然此时你还应该告诉自己：它已经发生了，它已经变成了现实。

　　无论人世间存在多少灾难，无论我们的人生会遇到多少痛苦，我们照样可以享受到许多幸福与快乐。

　　就算我们因为不幸而失去了生命，但我们却不得不承认自己已经享受到了许多幸福与快乐。

　　一次又一次的巨大灾难似乎让我们喘不过气来。二〇〇八年四川汶川发生了巨大地震，西南大干旱到现在都还没有结束，可前几天青海玉树却又发生了死伤较惨重的大地震。

　　人间是无法永享安宁的，我们只能尽力让自己的内心多一些安宁。

活着就一定能够享受到幸福与快乐，哪怕是我们正在忍受痛苦的时候。

遭受巨大灾难的人，比如地震、车祸、恶疾等，他们之所以不会放弃生命，那是因为他们明白活着就一定能感受到一些幸福与快乐。

活着就一定能够享受到一些幸福与快乐，不幸时请你如此提示自己，因为它是我们痛苦时的最大安慰，也是我们战胜苦难的最大动力。当然此时你还应该告诉自己：它已经发生了，它已经变成了现实。

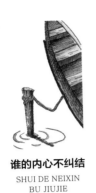

因汶川大地震而感

心灵
导读

只要我还能够感受到世界的存在，我便是幸运的。

　　二○○八年五月十二日，中国四川省汶川地区发生了一次惨重地震。死伤数十万人，场面惨不忍睹。

　　死者已经远去，他们的痛苦与恐惧也伴随着死亡而消失。

　　人最惧怕的往往不是生活的压力与痛苦，而是死亡。

　　因为我们害怕死亡，所以我们总会选择活着，哪怕生活中有可能会遇到巨大的灾难。

　　幸存者经受了巨大的恐惧，忍受了难忍的痛苦，但他们是幸运的。

　　活着总比死亡要更有意义，哪怕是痛苦地活着，因为活着的人或多或少总能感受到一些快乐。

　　生命给我们带来了欢乐，但也带来了痛苦，不过我们看重的总会是生命中的快乐与意义，我们总会感谢上苍赋予了我们的生命。

只要我还能够感受到世界的存在，我便是幸运的。

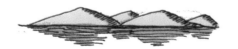

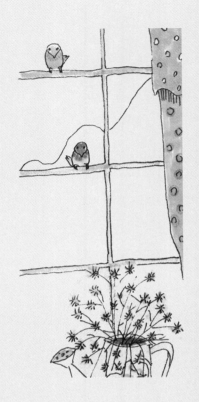

第四辑

谁都能以轻松的心态战胜挫折

当心情很不顺畅或很难受时，我们的心态往往容易获得较大的改变，当然我们也只是可以获得较大的改变，但要想让它变得很平和、很乐观或者很开心却也是很难的，甚至是无法办到的。只有以正确的心态去调整心态，我们才能轻而易举地调整好自己的心态，否则调整或许还不如不调整。

不要强行改变心情

我们应该如此应对情绪的变化：当坏情绪不太明显时，我们应该尽可能顺其自然，而当感觉较为严重时，我们应该适当自我调整与疏通，因为此时我们的心情往往容易获得较大的改变。

曾几何时，我认为悲伤是没用的，是一定可以消除的，可是面临失败与挫折，我发现任何一种心态调整方法都不能完全消除我心中的害怕与悲伤。

从理论上分析，所有的害怕与忧愁应该全都可以消除，因为害怕与悲伤是绝对没用的，但实际情况却并非这样，我们常常是明知害怕与悲伤没用，但却还是会去害怕与悲伤。由此我们可以得出一个结论：人的心情有时是很不理智的，是不讲道理的。

无意中我发现，当人的心情只是一点点不舒畅时，往往难以调整。一点点不舒畅时，我们或许根本就无法弄清

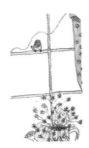

自己为何会这样，此时它就像一个不听话的小孩，就算你讲再多道理他也听不进。应对此种心情，最好的办法就是顺其自然。

通过多次尝试我发现，当心情很不顺畅或很难受时，我们的心态往往容易获得较大的改变，当然我们也只是可以获得较大的改变，而要想让它变得很平和、很乐观或者很开心却也是很难的，甚至是无法办到的。毕竟我们是遇到了挫折或不顺心的事情时才去调整自己的心态，此时我们只要能够让心中的压力与痛苦减轻很多其实也就很不错了。我们不应该对心理疏导寄予过高的要求与期望。如果期望过高，那么我们可能会因为调整过后心情依然悲观而失望，从而放弃或否认它。所以，只有以正确的心态去调整心态，我们才能轻而易举地调整好自己的心态，否则调整或许还不如不调整。

根据以上规律，我们应该如此面对情绪的变化：当坏情绪不太明显时，我们应该尽可能顺其自然，而当感觉较为严重时，我们应该适当自我调整与疏通。如果不懂得这个道理，即过于注重主观能动性，而忽视了自然规律，那么我们的心情可能会因为过多的调整与疏导而变得更烦、更乱。

进行心理疏导时，我们常常会遇到这样一种情况：自我调整过后，自己的心情似乎依然不太舒坦、不太乐观。

当我们过于追求完美心情时，我们常常会因为心理调控没能实现心中的目标而失望，从而否定它的作用，继而放弃它。这样我们便无法享受到调整所能带来的无数快乐与幸福。

在追求美好心情与轻松生活的过程中，我们应该保持此种目标：能改变多少就去改变多少。

对呀！心理疏导确实无法消除我们心中所有的烦恼与压力，但是明显减轻是一定可以实现的。既然能减轻，那么我们又有什么理由不去争取呢？

能改变多少就去改变多少，而不去强行改变心情，如此调整心态，绝对是最轻松、最快乐的。

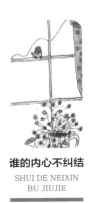

身处困境中时怎么办

心灵导读

　　面对挫折与不幸，当我无比担惊受怕或烦躁不安时，我会告诉自己：我可以承受；我照样可以以快乐的心态度过每一天。

　　没跨出校门之前，我认为读书给自己带来了较多压力，可是当我步入社会以后，我发现工作给自己带来了更大的压力，结婚生子以后，我发现抚养儿女所给我带来的压力似乎超过了前面的一切。

　　人生往往是这样，当你摆脱了这一种困难与压力以后，你可能又会遇到另一种困难与压力。所以很多时候，我们只能在承担困难与压力的同时去享受幸福与快乐，而完全没有压力的生活往往是很少的。

　　负债期间，我想得最多的是，当我还清了大笔的欠债以后，我的生活一定会变得快乐很多。可是我却忽视了，虽然我负债累累，但是我不是照样可以去享受无数幸福与快乐吗？比如我可以去看电视、打球、听笑话等。虽然我这几年一直处于负债状态，但是在这期间，我难以挺过的日子其实很少，每次到了还债期限，我总能够找到出路。

负债期间，当我发现在承担债务的同时我照样可以去享受无数幸福与快乐，而负债其实并不会促使我失去太多的幸福与快乐时，我的心情很快就变得平和了很多、乐观了很多。

公司经营期间，由于投资远远超过了预算，而生意却并没有预料之中的那么理想，所以我曾经多次因为资金周转不顺而陷入深深的压抑与焦急之中。

面对困境，当我告诉自己害怕没用、强求没用、难过没用时，我的心情很快就会变得轻松了很多。确实，面对困难与挫折，害怕有何用，强行去改变有何用，难过又有何用。既然害怕、强求、难过都没用，那么我们为何经常会去害怕、强求与难过呢？因为我们忘记了提醒自己。所以提醒其实是一种很有效的减压方式。

如此提醒虽然属于一种很有效的减压方式，但是面对巨大的挫折，它却照样无法让一个人从担惊受怕中解脱出来。

资金周转困难期间，当我怎么也改变不了自己担惊受怕的心情时，我认为这或许根本就不是一个心理问题，而是一个生活问题，只有改变了生活，我才能改变心情。

仔细分析过后我发现，导致一个人明知担忧与害怕没用却照样不由自主地去担忧与害怕的根本原因是我们担心

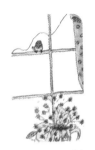

后果会变得很严重。在挫折与不幸面前，比如欠下巨额债务时，我们最害怕的是后果会变得更严重，可是无论它会变得多严重，我们其实照样可以承受。你只要告诉自己"我可以承受"，那么你的内心一定会瞬间变得更强大、更乐观，从而再大的苦难你也一定可以承受。不是我们不能承担不幸与挫折，而是因为我们忘记了提醒自己。

在挫折面前，有时我会去想象种种严重的后果，越想象就会越害怕，越害怕就会越悲观。所以挫折不仅会对我们的生活行为造成影响，而且还会严重伤害一个人的心理。追求快乐而美好的心情是每一个人的天性，所以身受困境中时我们照样渴望自己能快乐地活着。无论遇到了多大的挫折与不幸，我们其实照样可以保持快乐的心态，只是身受困境中时，我们常常会忽视这一点，从而心情很容易不知不觉地陷入深深的悲观与害怕之中，难以自拔。在挫折与不幸面前，你只要提醒自己"我照样可以以快乐的心态度过每一天"，那么你的心情一定会瞬间变得乐观起来，你也一定能更轻松地战胜挫折。

面对挫折与不幸，当你无比担惊受怕或烦躁不安时，请你告诉自己：我可以承受；我照样可以以快乐的心态度过每一天。

害怕未来会失败怎么办

面对未来可能需要承担的不幸与挫折，当我害怕不已时，我会如此勉励自己：如果变成了现实，那就只能去承担。我心中的惧怕常常会因此而减轻很多。

对于负债较多的人来说，他将来可能会被人逼债，他也可能会发展到温饱都成问题……对于患了某种严重疾病的人而言，他所患的这种疾病将来可能会进一步恶化，治病所产生的费用可能会导致他变得很贫穷……正因为未来可能会发生的不确定事件太多了，所以我们常常会去为那些还没发生的事情感到恐慌与惧怕。

面对未来，我们所担忧与害怕的事情真的太多了。我们害怕生病，害怕失业，害怕不幸，害怕衰老……

面对未来可能会发生的种种不顺与失败，其实无论你多么害怕、多么不情愿，它照样可能会发生，它照样可能会变成现实。那么当它一旦变成了现实时，我们又该怎么

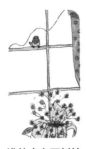

谁的内心不纠结

SHUI DE NEIXIN
BU JIUJIE

080

办呢？此时我们只能去承担，并且无论它有多么残酷与痛苦。

面对未来可能需要承担的不幸与挫折，如果你很害怕，那么请你如此勉励自己：如果变成了现实，那就只能去承担。只要如此自我暗示，你心中的惧怕肯定会在瞬间减轻很多。

"如果变成了现实"这其实只是一种假设，在承认它有可能会真正发生的同时，实际上也在提示自己它有可能是不会发生的。而到底会不会发生，猜测是没用的，只有真正到了那一刻我们才能确定，而没发展到那一步之前，我们心中所存在的害怕很可能是一种空担忧。

所以，"如果变成了现实"这个假设一方面可以迫使我们变得更坚强，另一方面它有利于我们摆脱空担忧。

排斥疾苦的人照样在承受疾苦

面对疾苦，你只要提醒自己不接受它却照样得去承受它，那么你的心情肯定会变得安定很多，因为此时你已经真正明白，心理上的逃避其实改变不了任何现实。

面对肥胖、疾病、疲惫、疼痛等，一般情况下我们是怎样去面对它们呢？一般情况下我们会从心里面去排斥它们。比如每一个人都会对疾病产生反感，哪怕只是一些小小的不适，如皮炎、灰指甲、咳嗽等我们都同样会无比反感。

当我们一味去排斥身体或心理上的某种不适或问题时，我们的心情肯定会比较沮丧。心情越差，眼前的不适或问题对自己所产生的伤害就一定会越大。

为什么呢？

因为心情越差，人的抵抗力就会变得越弱，就越不利于身体与心理的康复。

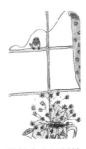

当我们尽力去接受眼前的不适或问题时，我们的心态肯定会变得很平静、很乐观。一般情况下，心情越好，人的抵抗力就一定会越强。

可是我们又应该如何去接受疾苦呢？接受疾苦又是不是很难呢？面对疾苦，我们逃避过、排斥过、痛苦过，但是结果呢？逃避过后，我们却还是得去承受它。既然不接受它却照样得去承受它，并且接受它的话我们的心情一定会变得更轻松、更快乐，那么我们为何不去接受它呢？

面对人生的种种疾苦与不顺，在接受的基础上去寻求改变，而不要去排斥它，这样做你内心的痛苦与压力将会是最少的。

面对疾苦，你只要提醒自己不接受它却照样得去承受它，那么你的心情肯定会变得安定很多，因为此时你已经真正明白，心理上的逃避其实改变不了任何现实。

不放弃的人都有机会成功

心灵
导读

在寻求人生真理的过程中，我不知遇到过多少次失败与打击，不过只要还有一份希望我就不会放弃，因为只要最后能成功，那么前面的失败其实都不算失败。

无论遇到多少次失败都没关系，关键是最后能成功。因此无论你失败了多少次，你都应该努力去把握最后一点点成功的机会。

成功最需要的是不懈的努力，而不是强求，如果只要强求便可以成功，那么我相信所有的人都能成功。

失败绝对不会因为你不敢去承担或承担不了而不发生。没有人真的不害怕失败，但是只要失败真正发生了，那么真正承担不了的人其实很少。所以只有失败之后我们才能爆发出超强的承受力。

战胜失败真的很容易

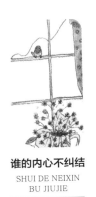

心灵
导读

战胜失败真的很容易，因为我们只需要多花费一些时间也就行了。

我在县城开办文体休闲会所时，由于实际投资比原计划超出了近五万元钱，我因此欠下了一大笔债务。此时此刻如果说我一点也不害怕那一定是假话，因为生意的好坏往往是难以预料的。有时我想，如果失败了，我很可能只能靠打工来还债。如果这样的话，那么我也许需要花费一年、两年，甚至是更长的时间才能还清这笔债务，所以挽救一次失败或许需要花费我无数的光阴。不过当我反过来思索时，我发现自己变得乐观多了：只要我舍得花费时间，我便可以挽救未来可能会遇到的失败。

战胜失败真的很容易，因为我们只需要多花费一些时间也就行了。

人生不可能无路可走

压力太大时我们并不是没有退路，而是我们忘记了退路。因为人生永远都会存在退路，所以我们不必要太害怕不幸与苦难，但是虽然有退路，我们却没理由不拼搏到生命的最后一刻。

　　当你用一年的时间去还清一笔债务将会很难时，那么如果你用两年或三年的时间去还不就变得容易多了吗？假如遇到债主逼债，那你可以多付一些利息或借东家还西家呀！

　　假如当前买不起房子，那你可以去租房住呀！这样不是照样可以好好地生活吗？没钱买名牌那就穿朴素一点呀！没钱吃美味佳肴，那就吃清淡一点呀！

　　面对不幸与苦难，我们应该尽最大的能力去承担，但是假如实在是承受不了那又该怎么办呢？实在承受不了时我们其实可以放弃生命。没有人愿意放弃生命，哪怕是遇

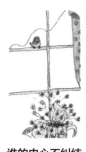

到了再大的苦难，因为活着的人或多或少总能感受到一些幸福与快乐。不过当我们实在是承受不了时，每一个人都有放弃生命的自由。

生命是至高无上的，但是放弃生命确实属于一条退路。面临巨大的不幸与苦难，当我们想到自己绝对有退路时，我们的内心往往会变得更加勇敢与轻松，从而一定会更积极、更坚强地活下去。那些主动放弃生命的人，往往是因为他们把这条退路当成了一条前进的道路，当成了一条通往幸福的道路，所以他们就糊里糊涂地选择了它。

放弃生命属于一条退路，一条释放所有害怕与压力的退路，但是它也只是一条退路，所以不到万不得已，我们不应该去选择它，因为选择它你将会失去一切。所以放弃生命所付出的代价确实太大了。

压力太大时我们并不是没有退路，而是我们忘记了退路。因为人生永远都会存在退路，所以我们不必要太害怕不幸与苦难，但是虽然有退路，我们却没理由不拼搏到生命的最后一刻。

失业为何不值得可怕

因为我们有充足的时间去找工作，去适应工作，所以失业其实并不可怕。

在当今社会，失业可以说是一个非常敏感的话题。那么失业又到底意味着什么呢？一九九九年中专毕业后，由于我不想去外地打工，也不想从事那些过于死板的工作，那几年我一直都没能找到一份稳定的工作。这些年虽然我一直很失败，我却照样好好地活过来了。所以失业并不意味着一个人马上就会面临挨饿，因此我们根本就不必要太害怕、太心急，我们完全可以慢慢地找工作、找路子，慢慢地适应社会、适应工作。

因为我们有充足的时间去找工作，去适应工作，所以失业其实并不可怕。

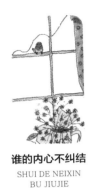

负债累累时怎么办

当我回过头去想想过去负债的日子时，我发现负债其
实并不是一件很可怕、很难熬的事情。

一

我在开办休闲会所时，有一段时期，我背负着近十万
元的债务，更不幸运的是，经营状况远远没有预想之中的
那么理想。有时，我感觉它就像一座山压在我心里面，异
常难受。此时此刻，我知道担忧与害怕是没用的，我也无
比渴望轻松而舒畅的心情。为此我尝试了多种心理调控方
法，但效果都不太明显。

偶然的一次，当我以乐观的心态去思考这件事情时，
我发现自己的心情立即发生了较大的变化。我感觉自己也
更有勇气与信心去借钱还那些急需还清的欠款了。此时我
是如此思考的：大不了多花一些时间去还债，大不了多付

一些利息。我还会想，欠点债算得了什么，很多人不都去贷款买房、买车吗？只要努力，那么这个坎是一定可以度过去的。

大家可以尝试一下，面对同样的困难与挫折，以乐观的心态去思考跟以悲观的心态去思考绝对会产生两种明显不同的结果。

当一个人意外受伤了时，如果他悲观地去想这件事情，那么他也许会很难受，感觉自己很不幸运。但是假如他乐观地去思考这件事情的话，他可能会觉得自己是幸运的，因为比自己更不幸运的人真的太多了。

并不是说乐观地去思考困难与挫折你就不会难受与担忧了，而是说面对困难与挫折，以乐观的心态去思考一定会比以悲观的心态去思考要轻松一些，要更容易找到解决的方法，要更容易战胜它一些。

二

我问你：虽然逼债的事情时有发生，但是因为讨债不成而去严重伤害或去谋害一个人的情况又会有多少呢？除非你是通过不正当渠道借的款，否则这种情况真的会很少。

开店期间，我有过无数次欠债的经历，有时我真的很担心别人会逼债。不过当我想到在现实生活中，虽然逼债的事情时有发生，但是因为讨债不成而去严重伤害或去谋

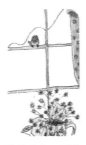
害一个人的情况真的很少时，我便不那么害怕了。不过我还是会尽最大的能力去筹钱还款，因为维护良好的信誉确实很重要。虽然适当拖欠对方不会对我怎么样，也不一定会去为难自己，但是当我想到别人的生活或许会因为我的食言而受到影响时，我常常会感到很内疚。不过我除了尽最大的能力去筹集资金以外又能怎样呢？我们不得不承认：有些时候人生是很无奈的，再聪明、再正直的人也会有伤害别人、不守信用的时候。

三

面对欠债，当我知道承担不了的后果往往不会发生，但是我还是有点放心不下时，我觉得如此暗示自己会很实用：当我尽力以后，别人要怎么想、怎么做我是管不了的，我唯一能做的就是勇敢地去承担一切后果。比如对方可能会生气，可能会辱骂自己等。我曾经说过，面对未来可能需要承担的不幸与挫折，如果你害怕，那么你应该如此勉励自己：如果变成了现实，那就只能去承担。

战胜困难为何往往并不太难

你或许正在承受着一种困难，但是今天你真的活得很
艰难吗？

负债累累，收入微薄，下岗失业……这些时候，我们
常常会忧心忡忡、难以释怀。

要想战胜一种困难，往往不是一天两天的事情，我们
只能慢慢地一步一步地度过去。

面对困难，有时你之所以会感到很难受，那是因为
你太害怕，你以为战胜困难的过程一定会很难熬，可实
际上却并不是这样，因为在战胜困难的整个过程中，你
每一天其实都只承担了那么一点点而已。

你或许正在承受着一种困难，但是今天你真的活得很
艰难吗？

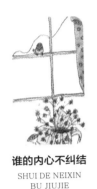

谁都能吃苦耐劳

别以为自己很脆弱，别以为自己不能吃苦耐劳，其实这只是因为你的忍受能力还没被激发出来而已。

　　我看到过这样一个故事：一位老师问他的学生："你能做二百个俯卧撑吗？"学生回答："不能。"老师再问："如果我给你一些钱，那你能做吗？""不能。""如果有坏人威胁你，你不做二百个俯卧撑的话，他就会杀了你，那你能做吗？""忍一忍，应该能。"

　　力量往往是逼迫出来的。如果不是为了生存，那么很可能没有人愿意去干那些辛苦的体力活，但如果是生活所迫，那么就算是一个体质很差的人，他也照样会强忍着去干一些体力活。

　　一般情况下，压力越大，一个人的忍受能力就会变得越强，力量也会变得越大。我们不要过于担心失败，担心会失去轻松的工作，因为如果真到了不得不劳动、不得不吃苦的时候，那么我们的忍耐能力就肯定会增强，体力也肯定会适当增大。

有许多艰难其实并没有想象之中的那么难，因为当你只是在想象它时，你所潜在的力量并没有爆发出来。这样你往往就会认为自己不具备强大的忍耐力，承受不了将来可能会遇到的艰苦生活。

力量是逼迫出来的，只有到了真正苦难的时候，我们才能爆发出超强的忍耐力。到了苦难的时候，我们也一定会爆发出超强的忍耐力。

忍受是一种本能。那么我们的忍受能力又到底有多大呢？面对一种痛苦与不幸，只要还可以活下去，那就意味着自己忍受得了。我们可以忍受侮辱、忍受疼痛、忍受残疾、忍受平淡……所以不要太害怕苦难，因为我们可以忍受。

别以为自己很脆弱，别以为自己不能吃苦耐劳，其实这只不过是因为你的忍受能力还没被激发出来而已。

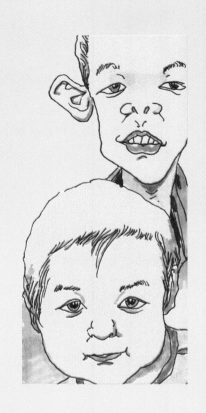

第五辑

改变他人不如宽慰自己

　　我很爱我的女儿，但是我不会因为爱、因为希望她能长大成凤所以就去给她施加太多的压力，从而使她活得很压抑、很痛苦，这样做除了会让她失去无数快乐之外，或许什么作用也没有，甚至会适得其反。反过来，如果我因为爱从而去娇生惯养自己的女儿，从而促使她形成一种消极懒散的生活习惯，那么这种爱难道不是一种陷害吗？我认为以最平常的方式去爱或许才是最好的。

没有人强迫你生气

对方或许确实做错了什么，说错了什么，但他却并没有强迫你生气。如果你下定决心不生气，那么别人是无法让你生气的。

你帮了他，他却不帮你；有些人常常恶语伤人，而不去顾及对方的感受；有的人天生脾气急躁，喜欢无理取闹……

别人的想法与行为往往是最难以控制的，所以当他人惹自己生气时，我们往往是无可奈何的。

有的人宽容心强，而有的人则报复心强，所以我们不能勉强让一个人去宽容别人。

把怒气发泄出去以后往往会让人觉得很舒服，但是你想过没有，又有多少人能容忍你的发泄呢？如果对方不能容忍你的发泄，那么你的发泄往往就会引发更加激烈的争吵。所以发泄常常会伤人害己，甚至会引发难以

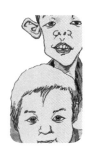

收拾的后果。

因为发泄会伤人害己，所以生气时我们应该适当去控制自己，适当地忍受。

为了减轻忍受时的不安与烦躁，你应该冷静地去调整自己的心情。那么我们又应该如何去调整自己的心情呢？

有一次，我跟老婆为我们经营的歌厅制订了歌厅轮流演唱制度，她当时完全认可了，但是当我把制度张贴好后，她根本就不按制度执行，而且一直瞒着我。知道此事后我当然很气愤，为此我跟她吵了几句，不过争吵过后我还是很难受，甚至更难受，因为她不仅照样不承认她错了，而且还跟我对着干，比如不管小孩与家务了，睡在床上不起来等。

我想了很多办法都无法让自己的心情平静下来，但是跟她对着干，结果肯定会更糟，因为只要她生气了，她就会变得很倔强。

冷静分析过后，我终于想到了一个很好的自我调整方法。我是这么想的：她确实犯了一点小错，她也确实没有承认她错了，但是这一切我忍受得了吗？我的回答是：我忍受得了，我甚至可以轻而易举地去忍受它。

很多时候，当对方犯了某些并不严重的错误，或者只是自己认为他错了时，此时并不是我们忍受不了，而是我们忘记了提醒自己，我们疏忽了自己其实是可以忍受的。

生气能带来什么好处吗？适当地对人发脾气可以起到警示与约束他人的作用，但除此之外我觉得它没有任何好处了。

假如生气改变不了令你生气的那个人，改变不了现状与结果，那你为何要生气呢？

对方或许确实做错了什么，说错了什么，但他却并没有强迫你生气。如果你下定决心不生气，那么别人是无法让你生气的。

要想减轻愤怒心理，其实我们只需要在承认对方的错误与缺点的同时告诉自己完全没必要为之生气也就行了。

之所以生气，有时是因为你不喜欢某个人，比如觉得他很傻很愚昧。你可以不喜欢一个人，你也可以认为一个人很愚昧，但是你却没有必要为之生气。

有些人的言语或许确实很伤人，有些人的行为或许确实很令人讨厌，但是我们却没有必要去为他们的这些行为生气。

之所以去打骂一个人，有时是因为你太气愤了。你可以很气愤，但是你却没有必要去打骂他。

假如你觉得生气很难受，假如你想摆脱这种难受心理，那你就不要去生气好了，因为绝对就没有人强迫你去生气，生气与不生气完全可以任由你选择。

冷静地调整过后，如果你的心情还是平静不下来，那你就让自己去生气吧！不过请你放心，当你气得不想气的时候，你绝对不会生气了。

能不生气则不生气，能少生气则少生气，但不要强迫自己不生气。这样去生气会是最轻松的。

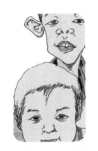

与亲人和睦相处的秘诀是什么

心灵
导读

毕竟每一个人都要花大量的心血去关爱自己最亲的人，毕竟每一个人最关爱的总会是他最亲的人，所以我们应该适当体谅自己的亲人，不要过多地去奢求他们关爱自己或自己的子女。

　　自古以来，人总有亲疏之别。做父母的最关爱的总会是他们自己的子女。正因为这样，所以同脉相连的兄弟姐妹，无论小时候感情有多么深厚，当他们各自有了自己的家庭和自己的子女以后，相互之间的感情常常会变得冷淡一些。

　　毕竟每一个人都要花大量的心血去关爱自己最亲的人，毕竟每一个人最关爱的总会是他最亲的人，所以我们应该适当体谅自己的亲人，不要过多地去奢求他们关爱自己或自己的子女。

　　以一种正确的心态去看待亲情，适当去体谅亲人，这样亲人与亲人之间的矛盾就自然会减少一些，快乐也自然会变多一些。

　　有些时候，我们也许能够长久地跟一位普通朋友相处好，但却不能长时间与自己的亲人和睦相处。我想这或许就是因为我们没有正确理解亲情而造成的吧！

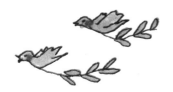

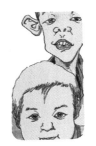

如何跟脾气急躁的人相处

心灵
导读

　　如果你身边的人脾气比较急躁，那么请你告诉自己：
人的性格往往是天生的，也是难以改变的，所以我应该适
当地原谅对方；只要我尽量不去体会它、不去生气，那么
它是难以伤害到自己的。

　　我父亲的脾气有些急躁，喜欢发脾气，并且还比较
凶。遇到这种情况有时我真的很气愤。虽然我知道他很勤
劳，也很关心爱护我，但我还是压制不住内心的愤怒。我
不喜欢父亲这种急躁的脾气，但毕竟是我的父亲，我也没
有办法去改变他的性格，能怎么办呢？

　　我其实也不能完全去怪他，因为人的性格是天生注定
了的，而不是一个人自己选择的。父亲发脾气的时候或许
是无法控制的，是难以自拔的。

　　父亲其实也是一个受害者，他是被天生就注定了的性
格害了。想到这些我便发自内心地原谅了父亲，我内心的

愤怒也骤然间停止了。原谅别人其实是在减轻自己的痛苦。为了减轻自己的痛苦，我们应该努力去寻找原谅对方的理由。

面对他人的急躁脾气，我们不能只去期望对方会有所改变，但却不去改变自己。其实改变自己比改变他人往往容易得多。父亲发脾气时，当我尝试着不去体会它、不去生气时，我发现自己此时的心情是无比轻松的。

当一个人冲着你发脾气时，你只要尽可能不去体会它、不去生气，那么他的急躁脾气是难以对你的心情与生活造成较大伤害的。

如果你身边的人脾气比较急躁，那么请你告诉自己：人的性格往往是天生的，也是难以改变的，所以我应该适当地原谅对方；只要我尽量不去体会它、不去生气，那么它是难以伤害到自己的。

所以面对他人的坏脾气，我们不应该总想着如何去改变对方，因为这是很难的，我们应该多想想如何去减轻它所带来的伤害。

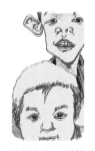

没理由不选择快乐

心灵
导读

如果少去计较与争吵是快乐的，那么我们为何不去选
择快乐的行为方式呢？

偶然的一次，我发现了下面这个简单而快乐的道理。

当我因为发现老婆犯了某些错误或存在某些不足而不
开心，从而想去跟她计较与争吵时，我突然这样想，如果
这么去做，那么结果会是什么呢？此种结局肯定是不开心
的，甚至会很糟糕。而假如不去计较，不去争吵的话，那
么结局肯定会美满一些。还有一点我们不得不承认，一个
人的性格与缺点往往是难以改变的，就算争吵得再多也是
没用的。

既然去计较去争吵的结局必然会是不开心的，而不
去计较与争吵的结局往往会快乐一些，那么我为何不去选
择快乐的行为方式，而要去选择不开心、不美好的行为方
式呢？

想到这里我的心情马上平静下来了，我也很自然地选择了那种快乐的行为方式。

如果在做每一件事情之前，我们能够有意识地理智地去分析哪种行为方式是快乐的，而哪种行为方式是痛苦的，那么我们往往就会去选择那种快乐的行为方式，因为不喜欢快乐的人是不会存在的。而之所以我们常常会去选择那些不开心的行为方式，经常喜欢去与人计较与争吵，那主要是因为我们没去理智地分析。

如果少去计较与争吵是快乐的，那么我们为何不去选择快乐的行为方式呢？

被人轻视是很正常的

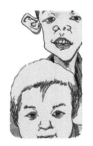

心灵
导读

　　每一个人最关心与重视的永远都会是他自己以及自己最亲的人，因此除非你很出众、很出名，否则你的才华与表现很可能常常会被人轻视。

　　当我将几篇自认为很精彩、很实用的作品在天涯论坛上发布之后，却并没有太多人关注与回应时，我确实感到很失望、很低落。

　　很久以后，当我换位去思考这个问题时，我终于想通了。

　　每一个人或多或少都会存在一些自私心理。我们总是希望更多的人去关注自己、重视自己，但是我们又是不是常常会真心地去关注与重视别人呢？我总是希望更多的网友去关注与回复我的帖子，但是我却并没有花什么心思去关注与回复别人的帖子，有时哪怕是一些确实很精彩的帖子，我也懒得去评论与跟帖，而只是走马观花地浏览一下。

当你的字写得很漂亮时，当你的歌声无比动听时，你肯定希望它能够得到很多人的赏识与赞美，但是真心去欣赏与表扬你的人却往往会很少。

请你记住：每一个人最关心与重视的永远都会是他自己以及自己最亲的人，因此除非你很出众、很出名，否则你的才华与表现就很可能常常会被人轻视。

被人轻视是一件很正常的事情。被人轻视并不代表我没有才能，并不代表我的文章没有道理、没有思想，而是因为当前还没有多少人认真地看过、分析过我的作品。要想让更多的人认可自己、重视自己，是需要一个过程的。

当我明白了这个道理以后，我感觉自己的心态明显比以前更自信了，更乐观了。

不要因为一时没人肯定自己就对自己的能力失去自信，因为被人轻视并不代表自己没有才能。

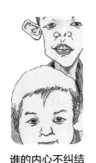

以平常的方式去关爱子女

取得较大成就的人毕竟是少数的，所以我绝对不会因为对子女的期望较高就去给他们施加太多的压力。

二〇〇六年九月，我可爱的女儿出生了。看着她那圆圆的脸蛋我真的很开心、很激动。我感觉生活变得更加充实了，但责任也更大了。

她出生后的那几个月，我激动得不能安稳地睡觉。我舍不得离开她，希望能时刻守在她身旁，静静地看着她，看着她笑、她哭、她撒娇。此刻我觉得自己应该以一种仁爱、友好的心态去看待身边的每一个人，因为他们曾经都是在父母最无私的关爱与呵护下长大成人的。我认为自己不应该去轻视任何一个人，因为所有的人全都是父母的儿女、父母的宝贝。

当我还来不及细细品味自己的童年、青年时，转眼间我却成了人之父亲。并不是因为我结婚得太早，而是因为成长的过程确实很短暂。

对于子女，父母总会对他们充满许多期望，我也如此。不过我却明白，取得较大成就的人毕竟是少数的，所以我绝对不会因为对子女的期望较高就去给他们施加太多的压力。一个人其实并不是只有成功了才能活得快乐，平凡的人照样可以活得很快乐。就算成功非常重要，但是强迫却并不一定能起到太多的作用。

我很爱我的女儿，但是我不会因为爱、因为希望她能长大成凤就去给她施加太多的压力，从而使她活得很压抑、很痛苦，这样做除了会让她失去无数快乐之外，或许什么作用也没有，甚至会适得其反。反过来，如果我因为爱从而去娇生惯养自己的女儿，从而促使她形成一种消极懒散的生活习惯，那么这种爱难道不是一种陷害吗？我认为以最平常的方式去爱或许才是最好的。

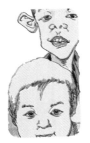

认可他人的快乐与活法

我们不能因为感受不到别人的快乐就去否认或反对别人的爱好。

当你觉得某人的歌声很刺耳时，你或许会希望他能停下来，甚至会直接叫他别唱了。此时你想过没有，如果他觉得很难听，那么他会放声歌唱吗？

我不太喜欢看足球比赛，不管多大的赛事，我都无法从中找到多少乐趣。当我发现好多人迷恋于足球赛时，我真不知道是什么吸引了他们。可当我设身处地去想时，我便明白了。如果没能体会到快乐，那么他们是不会去迷恋它的。

人的大脑确实很神奇，不同的人会出现不同的爱好，不同的想法，不同的智力……聪明人有聪明人的想法、活法，但愚昧的人也有他们的想法、活法，或许他们从来都不认为自己愚昧。

我们不能因为感受不到别人的快乐就去否认或反对别人的爱好。你应该相信他们是一定感受到了快乐的，否则他们就不会感兴趣。所以我们应该很理智地去认可他人的快乐与活法。

当你认可了他人的生活以后，你便可以心平气和地去接受他人的想法与追求。这样人与人之间就会少一些因为偏见而带来的分歧与争吵，从而就能相处得更加融洽与快乐。

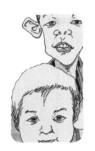

浅谈婚姻

不一定是因为相爱才结婚，因为你也许一辈子都找不到一位你很喜欢的且愿意跟你结婚的人。

不一定是因为相爱才结婚，因为你也许一辈子都找不到一位你很喜欢的且愿意跟你结婚的人。

即便是相爱结婚，但结婚之后却不一定能够长久地相爱。

不管相不相爱，只要能够相依相靠地走过很长一段人生，这便是千年修来的缘分。

不管相不相爱，只要结婚了，那你就一定要努力地去关爱对方。因为关爱对方便可以给自己带来更多的关爱与快乐。

你越去关爱对方，对方却越不关爱你。我想这种情况应该是不存在或很少见的。

当今社会，离婚率相当高。不可否认，离婚是为了让自己活得更加幸福。但是我觉得，离婚其实是从一种不完美走进另一种不完美。

当我将此观点在天涯论坛上发布之后，有些网友表示不赞同。有一名网友是这样说的：维持一段痛苦的婚姻根本没有必要，分分合合是种常态。我认为他误解了这句话的含义。

我说离婚是从一种不完美走进另一种不完美的目的并不是叫大家不要离婚，而是应该慎重考虑。当两个人相处在一块时，难免会产生很多矛盾与摩擦，但是离婚过后，单身的时候，或者是再次结婚的时候，我们照样会遇到许多烦恼与纠结，所以适当忍受不完美或许才是最完美的。

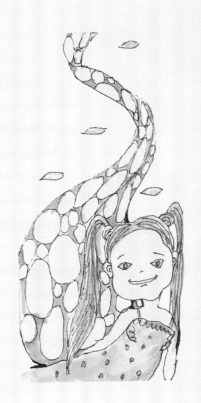

第六辑

别忽视那些微小的心理暗示

人生无数的压力与痛苦都是因为我们想得太多造成的，当一个人
完全停止了思虑的时候，他的内心一定不会存在太多的压力与痛苦。
想象它会有何用？当你发现眼前的思虑给自己带来了较大的压力与痛
苦，却又没有什么作用时，那么你应该如此问问自己。

如何提高记忆力

无论做什么事情我们都应该放松一点、随意一点，而不要过于认真。因为过于认真并不利于一个人智能的发挥。

也许是记忆力不太好的原因，读书时，英语单词我总是记不住。那时不像现在，可以从课外教辅工具或书籍中学到各种记忆单词的方法，我们往往只能死记硬背。因为总是记不住，所以我就总是很认真地、努力地去读、去背。虽然我下了很大的工夫，但是效果总是不太明显。为此我常常感到压力重重。后来我毕业了，这时我没必要再去记单词了。有一天当我以好玩的心态去记单词时，我发现我其实可以很轻松地记下许多单词。

我觉得自己在下象棋方面是缺少天赋的，因为只要是稍有水平的人，我就很难下赢他。也许是天生就喜欢争强好胜的原因，我越是下不赢就越是想去战胜别人。正因为这样，与人下棋时，我常常会无比认真地去应付它，不过

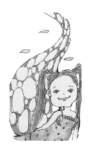

虽然我很认真，但是我却经常觉得自己没有什么头绪。偶然的一次，我没有把下赢太当一回事儿，而只是随便应付应付，不过结果却出乎意料，我发现自己的棋艺猛然间提高了不少。

由于我的记忆力不是很强，也不善长于下象棋，所以记单词或与人下棋时我的压力就常常会比较大。由于压力较大，所以我就很认真地去应对它们，只不过结果却总是不太理想。以前我一直都不明白，要想提高自己的记忆力，要想更好地发挥自己的棋艺水平，我就必须去放松自己的心情，而要想保持更轻松的心情，我就不能太认真。

并不是说将心情放松以后我的记忆力与象棋技艺就能得到很大的提高，但是它给我带来的改变与进步毕竟还是比较明显的，所以放松一点总是没错的。

后来我发现，唱歌、打球、练书法等都不应该过于认真，因为过于认真反而难以发挥出自己的水平。

当然，我并不是说完全不需要认真，而是说不要过于认真。

无论做什么事情我们都应该放松一点、随意一点，而不要过于认真。因为过于认真并不利于一个人智能的发挥。

谁都能轻易摆脱紧张心理

当我弄明白了紧张的根源是什么以后，考驾照时我发现自己每次都发挥得很好，从未参加过补考，写书法作品时，我发现自己的手法比以前自然得多了。

一

考驾照时，参加某种比赛时，下象棋时，打乒乓球时……你越是害怕失败，你就越容易失败，因为越害怕失败你就会越紧张。

害怕失败时请你告诉自己：无论自己有多害怕，但照样有可能会失败。

二

演唱、写书法作品、考试或比赛时，我们为什么容易

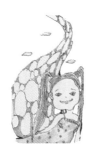
产生一些紧张心理呢？因为我们担心自己不能发挥好。你应该明白一点，就算你发挥得再好你也只能表现出你平时最佳的水平，而假如你想以发挥的方式来提高自己的水平那是非常不现实的。我们经常会遇到这种情况：当你想超过自己平时的水平时，结果你不仅没有超过，而且你就连自己平时的水平也没有发挥出来。因为目标越高，你往往就会越紧张、越放不开。

所以目标太高是我们产生紧张心理的根本原因之一。那么保持何种目标才是最恰当的呢？你应该这样去要求自己：只要能够发挥出自己平时的水平也就行了（其实一般来讲我们本来就只能发挥出自己平时的水平）。为什么应该如此去要求自己呢？当你想到只是发挥出自己平时的水平时，你往往就会很有信心，因为自己本来就存在这种能力与水平呀！由于很有信心，所以行动时你往往就会比较"放肆"。当一个人的行为举止变得很自信、很"放肆"时，他当然也就不会那么紧张了。

二

类似书法、演唱等灵活性、发挥性较强的才艺，面对结果，我们为什么常常会觉得自己没有发挥好呢？那是我们过分地追求完美造成的。完美是没有止境的，当你过于追求完美时，你往往就会觉得结果是不完美的，从而你就会认为自己还可以发挥得更好一些，继而你就会不断地强迫自己。你应该努力去接受不完美的事实，你应该告诉自己，完美的结果是强求不到的，任何一种事物或多或少总会存在一点不完美。当你有意识地努力地去接受那些不完美的地方时，你心中的强迫感、紧张感就一定会很自然地变弱很多甚至会完全消失。

四

类似考驾照、考大学等分数决定成败的考试，面对结果，就算你再渴望成功，你却照样只能尽力而为，而并不是你想成功就一定能成功。当你过于强求成功时，请你告诉自己：我只能尽力而为。当发现自己只能尽力而为时，你便不会去强求成功了，而当你不去强求成功时，你往往就不会太紧张了。

五

通过实践我发现，面对紧张心理，无论我如何去调整，我都难以将它完全消除掉，不过同时我也发现，存在一点点紧张心理其实是不会对自己水平的发挥带来明显影响的，有时它甚至会促使自己发挥得更好。

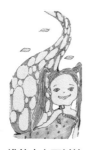

摆脱失眠有妙招

心灵
导读

偶尔少睡两三个小时是完全可以忍受得了的。

一

我们可以主动安排自己去睡觉，但是能不能睡着，什么时候能睡着，这往往只能顺其自然，而并不是我们想睡着就能睡着，想什么时候睡着就什么时候能睡着。

当你发现自己难以入睡时，请你告诉自己：我并不是想什么时候睡着就什么时候能睡着。想到这一点你自然就不会强迫自己入睡了，不强迫自己入睡的话，你的心态就自然会变得平和一些，而心态变平和之后，一个人当然就更容易睡着。

二

　　入睡前，假若你很想思考某些事情或问题，最好的办法就是顺其自然，而不要强迫自己停止思考，因为你只有满足了自己此时的欲望，你才能更快地停止思索。很随意地去思考问题往往是不会影响入睡的，关键是你应该保持一种平和的心态去思索。之所以不应该强迫自己停止思考，是因为任何的强迫都有可能会破坏一个人平和的心态。

三

　　偶尔少睡两三个小时，往往只是起床时可能会有点难受，但是它却并不会明显影响到第二天的工作与生活，因为它根本就没有超出我们的忍耐范围。所以偶尔难以入睡，我们根本就不必要着急。

四

　　当时间已经很晚了但第二天又得准时上班时，我们常常会希望自己快一点睡着，以免耽误宝贵的睡眠时间。可这样做的结果又会是什么呢？越心急就会越难以入睡。

　　无论睡眠时间有多么短促，我们都应该为入睡准备半个小时、一个小时或更长的时间。要想让自己睡着，该耽误的时间你就必须得耽误，也就是说不管你需要多长时间才能睡着你都得去顺从它。此时你应该这样去想：最重要的其实并不是能睡多久，而是能不能睡着，只要能够睡着，哪怕我只能睡上短暂的一会儿，但是它至少比我因为心急而一直失眠要强得多吧！

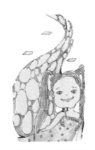

五

当一个人真正失眠的时候，或许任何一种入睡心法对他来说都没用，而当一个人真正想睡觉的时候，那么他根本就不必要去调整自己的心态。所以我们不要把入睡心法看得太重要，我们应该把睡觉这件事看得非常简单，其实睡觉本来就是一件无比简单的事情。

如何让自己变得更美

青少年时期，我经常对着镜子去关注自己的容貌。当我发现自己的相貌存在很多不完美的地方时，我常常心灰意冷。不过自从我明白了下面这些道理以后，面对不完美的相貌，我总是可以以一种平和乐观的心态去接受它。

一

拍照时，为了能够将自己拍得更漂亮一些，有时你有可能会很认真地去表现自己，认真地去摆弄每一个动作。可结果呢？你的表情很有可能会很不自然，甚至会很丑。

无论你多么在乎美、渴望美，拍照本身是无法过多美化你的，接受不完美的自己，不强求美满，你才能变得更随意，更自信，你也才能表现出最美的自己。

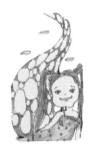

二

有些人常常会因为容貌问题而心烦。知道心烦预示着什么吗？它预示着你的身体健康与面容将会因此而受到影响，严重时可能会造成面容憔悴。你说是面容憔悴更美呢还是容光焕发更美？

尽可能保持舒畅的心情，不要因为外表的缺陷而烦恼，这样做你就能变得更美。

三

有些人经常去花费很多时间来化妆美容，来关注自己的容貌。你知道这样做会给一个人带来哪些不利吗？

其一，过于关注自己美不美的人，由于自我欣赏的时间过多，所以他所发现的问题也往往就会较多，这样他的烦恼也就一定会更多。烦恼太多的人脸色又怎么会很好看呢？

其二，过分化妆美容的人，往往会花费不少的钱财，这样他的经济负担与工作压力就会随之变大。压力变得更大了的时候，一个人的脸色往往会变得更憔悴。

不过多地去关注自己美不美，把充实而快乐的生活放第一位，不过分化妆美容。这样去生活我们的心情才会是最轻松、最快乐的。

心情好了，精神就自然会好，精神好脸色就会更加红润。脸色红润难道不是一种最自然、最令人羡慕的美吗？

一句话便能让你摆脱无数忧愁

心灵
导读

"想象它会有何用？"当我发现眼前的思虑给自己带来了较大的压力与痛苦，却又没什么作用时，我会如此去问问自己。

　　为了事业与工作，有时我们可能需要与爱人分离，与子女分离，与父母分离；为了赚钱，我们可能需要去选择那些不利于身心健康或不安全的工作。很多时候我们的生活目的其实就是为了快乐，但是为了能好好地活下去，我们又不得不放弃无数幸福与快乐。

　　面对不完美的生活，我们都有过失落的时候，不平衡的时候，不安心的时候。我知道，不完美是一种难以改变的现实，是每一个历史时代都会存在的。只不过我认为，虽然我们无法改变这一现实，但是我们应该有办法去改变自己的心情，我们应该可以以一种平和的心态去面对不完美的生活。

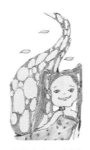

当我去回想过去了的人生时，我发现，不论它是快乐的还是不顺的，此时此刻我都会觉得它对我已经没有太多意义了，都不重要了。而既然未来的每一天，未来的所有快乐都一定会变成过去，都会变得无关紧要，那么我为何要过于在乎它呢？所以我根本就不必要太在乎快乐。

面对不顺心的工作与生活，当我按照上面的思路分析一遍以后，我发现自己的心情明显变得平静了很多，舒坦了很多。但是过不了多久，我却发现自己的心情猛然间变得更加复杂与沉重了，或者说无论如何，我还是照样无比在乎幸福与快乐。

经过多次的思虑与尝试，我发现有些时候，我们是无法以自我调控的方式来改变心情的。这是为什么呢？因为当你正在调控心情时，此时你肯定还在思虑那些不完美的事情。当一个人还没有完全忘记那些不开心的事情时，他的心情又如何能变得很舒畅、很乐观呢？

其实冷静地想一想我们就会发现，人生是我们所能想得清楚的吗？

当我刚刚有些懂事的时候，当我意识到了人会一天一天地长大、变老，然后死去的时候，那段时期我经常会不由自主地去跟那些年龄大于自己的人作比较，我常常会因为发现自己的年龄比他们小而倍感幸运，同时我常常会去同情那些老龄人，因为他们老了，他们离生命的终点越来越近了。

十五六岁时，我对人生、对衰老、对死亡已经有了无比清醒的认识，此时我更加觉得生命无比短暂，我经常去寻找更好地珍惜时光、珍惜生命的方法。我常常不由自主地去回想昨天的这个时刻，去年的这个时刻，几年前的这个时刻我在干什么，我是怎么生活的。这样去回想时，我发现几年时间其实一转眼、一瞬间也就过去了。此时此刻我总是无比忧伤。

请问大家，当你害怕死亡与衰老的时候，此时你正在干什么？此时你肯定在思虑死亡与衰老这件事情。而当你淡忘了这些事情之后，你肯定不会为此感到悲伤与害怕。所以你只有停止思虑之后，你才能完全摆脱焦虑与害怕心理。

人生在世，我们思虑过、想象过的事情与问题真的是太多了。我们思虑过死亡、思虑过衰老、思虑过未来、思虑过钱财、思虑过健康……不过当我们冷静地分析时，我们就会发现，很多时候，我们的思虑与想象其实是多余的，是起不到任何作用的。人生无数的害怕与忧愁往往是因为我们思虑得太多、想象得太多造成的。我们常常会因为思虑而睡不好、吃不下。有一段时间我有点失眠，夜很深了，但睡意却依然无比微弱，大脑总是保持着清醒的状态。后来当我停止了无数没必要的思虑与想象之后，我发现自己的睡眠质量很快便提高了。此时我终于明白，之所以我老婆的睡眠状况一直很好，烦恼与压力也比较少，主要原因原来是她的思想比我简单得多。

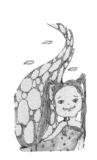

她是一个不喜欢思考的人，凡事都不会想得太多。其实不喜欢思考并不是坏事，因为这种人更容易保持乐观的心态。

思虑会影响睡眠、影响食欲，并且它还会消耗掉一个人很多的精力与体力，所以过多的思虑是会影响身心健康的。健康少了，快乐当然就会随之而变少。

你想象过死亡吗？肯定想象过。但是你想象它有用吗？肯定没用。因为就算想象得再多，你照样会一步一步地走向死亡。

你想象过衰老吗？肯定想象过。但是你想象它有用吗？肯定没用。因为就算想象得再多，你照样会一天一天地衰老。

当你看到别人发生了意外事故时，你为自己的人身安全担忧过吗？想象过吗？肯定想象过。但是如果仅仅只是去想象，有用吗？肯定没用。因为就算你为此想象得再多，你却照样无法保证自己将来一定不会遇到。

面对自己不完美的外貌或其他缺点，比如五官不太端正、身材较矮小、记忆力较差等，你担忧过、想象过吗？肯定想象过。但是如果仅仅只是去想象它们，有用吗？肯定没用。

"想象它会有何用？"害怕死亡、衰老或其他事情时，你只要如此去问问自己，你往往就不会去想象这些想了也是白想的事情了，而当你停止思虑以后，你心中的忧愁肯定会瞬间消失。

人生无数的压力与痛苦都是因为我们想得太多造成的，当一个人完全停止了思虑的时候，那么此时此刻他的心中一定不会存在太多的压力与痛苦。

　　"想象它会有何用？"当你发现眼前的思虑给自己带来了较大的压力与痛苦，但却又没有什么作用时，你应该如此问问自己。

如何从无聊中解脱出来

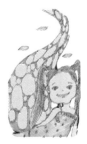

心灵
导读

既不要对快乐抱太大希望，也不要不相信快乐的存在，这样去追求快乐你的生活将会变得很充实。

过于繁忙的时候我们会渴望清闲，可是当过于清闲时，我们却又会觉得无聊。繁忙的工作与生活常常会让人觉得难熬，不过无聊有时会让我们感到更加难熬。

为何静不下心来

在还没有观赏某部电影之前，你知道它能给自己带来多少快乐吗？不知道。

一部电影能给自己带来多少快乐，只有观赏过后才能确定。而在欣赏它之前，你既不能对快乐抱太大希望，也不能不相信快乐的存在。因为这两种想法都可能会对你的心情造成破坏。

在欣赏一部电视剧时，我们常常会因为它没有期待中的那么好看而失望，而放弃，希望越大，失望往往就会越大。正因为这样，所以在追求某种快乐之前我们不应该对它抱太大希望。

在练习书法之前，如果你不相信练书法可以给自己带来些许快乐的话，那么你很可能就不会去追求它。在追求快乐之前，我们不必要承认这项活动（比如练书法、唱歌等）可以给自己带来很多快乐，但是我们一定要相信快乐的存在，我们应该降低快乐的标准，告诉自己有时快乐其实就只是一种舒畅的心情，否则如果否定了快乐的存在，那么你就会变得很消极。

既不要对快乐抱太大希望，也不要不相信快乐的存在，这样去追求快乐，你的心情才会是最平静的。

只有当心情平静下来以后，你才有机会享受到更多微妙的快乐。比如唱歌、看书、练书法等，这类活动所给我们带来的快乐往往是无比微妙的，我们难以从中享受到太多欣喜若狂的快感。

要想让生活变得更充实，让无聊变得更少，那么追求快乐时，你应该尽可能让自己的心情平静下来。

没有快乐怎么办

有时虽然我无数次调换电视频道，但就是找不到一个自己喜爱的节目。我常常觉得生活平淡乏味，有些时候我

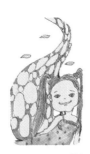

会因为无聊而发愁。

因为对快乐充满无限渴望，所以我们总会努力地去追求。渴望给我们带来了快乐，但也带来了痛苦。

奇妙与欢快的时光毕竟是有限的，人生更多的总会是平平淡淡。平淡本不属于煎熬，但是如果我们过于渴望快乐的话，平淡就会变成了一种煎熬。

享受不到快乐的时候，我们应该抛弃内心的渴望。不去过多地渴望快乐，那么我们的心情就自然会平静下来。

心态平静时，我们就会发现，清静其实也是一种享受。

不要因为没有快乐而难过，因为没有快乐的时候我们还可以享受清静。当我们把心静下来以后，我们便会发现平淡其实也是一种美好。

没有完美的人生

心灵导读

每一份工作，每一种职业或多或少都可能会对自己的身心带来某种伤害与不利。因为这样，所以择业时，我们常常会比较矛盾。此时此刻，你应该告诉自己：生存是人生的根本，为了生存而去放弃一些健康与快乐是别无选择的。

没有人不希望自己能健康、快乐地活着，但是为了生存，为了赚钱，有时我们却不得不去选择那些不利于身心健康的工作。比如油漆工人很容易患肺病、肝病，打字员会遭受电脑辐射的伤害，经常加班熬夜的人容颜更容易衰老……

当父母的都不愿意离开自己的子女、亲人，但是为了全家人活得更好，为了增加经济收入，许多年轻的父母不得不远离家乡，出外打工。分离绝对属于一件比较痛苦的事情，但是为了生活，有时我们不得不放弃团聚，放弃团

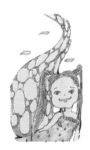

聚所带来的美好与欢乐。

要想活下去，有时我们必须放弃一些健康与快乐，否则我们很可能难以找到工作、难以找到活下去的路子。

请你记住：生存是人生的根本，为了生存而去放弃一些健康与快乐是别无选择的。

当你想到自己放弃健康与幸福是为了生存时，那么在寻找工作的过程中，你一定会更勇敢、更乐观地下定决心，同时你的心情也一定会变得更加舒畅。

没有接受不了的不完美

心灵
导读

你只要主动去接受不完美，你就一定能接受不完美。

你也许会觉得自己不够漂亮，你也许会觉得自家房子的装修不太合意，你也许会觉得爱人的性格不太好……不完美的事物真的太多了。其实任何事物都不可能是绝对完美无缺的。

我们常常会因为发现了不完美的事物从而不舒畅，比如穿着打扮不得体、不自然，物品的摆设不太整齐，家具、装修太过陈旧……此时当你无法改变它们时又该怎么办呢？很简单，你只要主动去接受它们，那么你就一定能接受它们。接受它们之后，你就不会因为它的不完美而心烦了。

不完美的事物永远都会存在，如果你一心去追求完美，而忘记了主动去接受它们，那么到最后你的心情也同样会变得很不完美，甚至会苦不堪言。

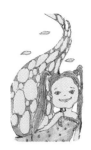

　　非常不完美的事物我们往往会用丑陋来形容，我们常常会用丑陋来形容一个人的容貌或穿着打扮。接受丑陋当然会比接受不完美要难一些。

　　虽然丑陋也是可以接受的，但是我们的心情会因此而变差一些，这也是很正常的。此时此刻，你只有主动忍受此种不舒畅的感觉，你的心情才能变得平和一些，而如果强行去改变心情的话，你的心情很可能会因此而变得更糟、更乱。

曾经我很忧郁

只要一个人在忧郁的同时照样去追求快乐，去做自己该做的事情，那么他就一定可以很快地将忧郁淡忘掉。

回首往事，我们似乎找不到遥远的过去，而是只有昨天，所有的记忆都好像离我们很近、很近……

当我还很年轻的时候，我常常会因为光阴似箭，因为衰老与死亡而不由自主地悲伤、忧郁。

我总希望自己能够找到一种立竿见影的心理调控方法来消除内心的忧郁，不过我一直都没有找到它。在寻求解脱的过程中，我感觉心中的忧郁一直都没有停止过。后来，当我停止了寻找，而是将所有的精力全都投入到生活中去以后，此时，我发现心中的忧郁无意间便消失了。我恍然大悟：其实只要一个人在忧郁的同时照样去追求快乐，去做自己该做的事情，他就一定可以很快地将忧郁淡忘掉。

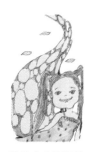

　　一次又一次地产生，一次又一次地淡忘。面对忧郁，我们或许只能这样，因为我们无法阻止衰老。

　　青春时期，当我想到人生是那么的短暂时，我常常忧郁无比。可过了几年以后，我发现自己忧郁的次数明显变少了，程度也明显减轻了。我想这大概是因为自己忧郁得太多了，所以就越来越麻木了吧！

　　当一个人忧郁得足够多的时候，他慢慢就不会那么忧郁了。

习惯造成的误解

长期只使用某一边的磨牙咀嚼食物，不仅会引起口腔变形，从而影响美观，而且还可能会影响健康，因为被荒废的那一边磨牙很容易长结石。所以当父母的应该正确地去引导自己的孩子，以防他们犯上我同样的错误。虽然说这只是一个很小的问题，但防患于未然总会好一些。

生活中，我发现有些人讲话或张嘴大笑时，他们的嘴巴会向某一边倾斜。我认为他们可能是因为长期只使用某一边的磨牙咀嚼食物造成的，我以前也有一点点这样。

十八岁以前，我一直只使用左边的磨牙咀嚼食物，而右边的则一直荒废着。我一直以为自己右边的磨牙天生就不能使用，有时当我尝试着去使用它时，我发现它一点力气也没有，此时我便更加肯定了自己的判断。由于我右边的磨牙从未使用过，又因为小时候刷牙也不够到位，所以长大后我发现自己右边的磨牙长满了厚厚的牙结石。十八

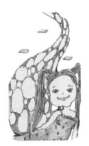

岁那年我才第一次走进牙科诊所。医生在帮我清洗牙结石的时候，很随意地对我讲了这样一句话：你要多用右边的牙齿嚼东西，要不然它就容易长结石。直到这一刻我才彻底醒悟，并不是我右边的磨牙天生就不能使用，而是由于我一直只使用左边的磨牙，所以右边的也就被废弃了，正因为它从未得到过锻炼，所以每当我尝试着去使用它时，我就会觉得它一点力气也没有，从而我便完全放弃了这个念头。

得到了牙科医生的提醒与指点后，我一次又一次地强迫自己去使用右边的磨牙，没过多久，我发现右边的磨牙其实跟左边的根本就没有任何区别。

无意中养成的一种错误习惯使我产生了一种误解，误认为右边的磨牙天生就不能使用。如果不是牙科医生提醒了我，我也许一辈子都不会改变这个习惯。

长期只使用某一边的磨牙咀嚼食物，不仅会引起口腔变形，从而影响美观，而且还可能会影响健康，因为被荒废的那一边磨牙很容易长结石。所以当父母的应该正确地去引导自己的孩子，以防他们犯上我同样的错误。虽然说这只是一个很小的问题，但防患于未然总会好一些。

一切都只能慢慢来

心灵
导读

人很容易产生各种急切心理，生病的时候我们期盼药到马上就能病除，贫困的时候我们希望一夜暴富，希望马上能中大奖……这些不切实际的期盼只会让我们活得更加难受，唯有告诉自己这一切都只能慢慢来，我们的心情才能变得更加舒畅。

有时当我们把钱借出去之后心却放不下来，怕忘记，怕收不回；有时我们会因为负债而感到不安，希望能尽快还清，怕对方不喜欢。其实这一切我们都只能慢慢来。

生病之后，要想完全康复，心急是没用的，我们必须慢慢来。

追求成功而富有的生活是我们每一个人的愿望，只不过成功的道路往往是艰险而漫长的，所以我们只能慢慢来。

面对种种繁琐的工作，你如果想一下子完成，那么你

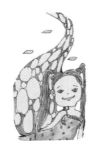

心中的压力肯定会变得更大。

　　人很容易产生各种急切心理，生病的时候我们期盼药到马上就能病除，贫困的时候我们希望一夜暴富，希望马上能中大奖……这些不切实际的期盼只会让我们活得更加难受，唯有告诉自己这一切都只能慢慢来，我们的心情才能变得更加舒畅。

一些真实的生活体会

你只要时刻要求自己保持不慌不忙、心平气和的状态，你就一定能轻而易举地克服敷衍了事的习惯。

如何才能挺胸收腹

以前我的父母常常叫我站直一点，精神一点，不要弓腰驼背。其实我也很想站直一点，但我不知道自己为什么总是难以保持直立的状态，总是在不知不觉中就变了样。

上体育课时，老师常常要求我们挺胸收腹，在老师的提醒与强迫下，那一阵子我们或许全都会站立得比较直，可是过不了一会儿我们便又回到了平时的那种状态。

我觉得挺胸收腹其实仅仅只是一个目标而已，如何才能更好地、轻而易举地实现这个目标才是最重要的。通过无数次的尝试与摸索后我发现：当我的头部稍微向上伸向后倾时，我便可以轻而易举地标准地保持挺胸的状态；当我的臀部稍微向后倾时，我便可以轻而易举地标准地保持收腹的状态。

一个人要想站立得更直，他就必须养成一个良好的站立习惯。我希望那些渴望自己能够站得更直、渴望自己能够变得更有气质的人能够按照我所说的方法去尝试一下，因为我觉得这个方法很管用。

演唱心得

爱好唱歌的人真的很多，唱歌对于许多人而言，它不仅仅是一门艺术，还是一种生活，一种缺少不了的娱乐生活。

有些人虽然天生不具备嘹亮的歌喉，但他们却非常爱好唱歌。我们不得不承认一个人演唱水平的高低有一部分是先天注定了的，所以我们不应该去强迫自己唱得很好听。

由于我比较爱好唱歌，所以我常常希望自己能够找到一些演唱诀窍。通过无数次的尝试与分析后，我发现很有效的方法实际上就是那些比较简单的方法，只是我们常常忽视了它。当然我所发现的方法并不一定很有道理，但应该值得参考。

唱歌时我们不要只用口腔去唱，应该尽可能用胸腔与腹部的气力去唱。那么怎样控制自己我们才能很好地做到这一点呢？这个方法就是：尽可能振作精神，努力让全身

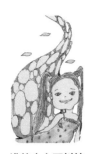

平衡地充满一股力量。许多爱好唱歌的人或许都明白这个道理，但是唱歌时你或许并没有这样去做，或者说你常常忽视了这个道理。因此并不是说这个道理很高深很独特，我只是希望大家不要忽视了这个简单而有用的道理。

假如你很爱好唱歌，那么这或许是一个可以让你受用一生的道理。

如何克服敷衍了事的习惯

我比较爱好书法艺术，当我认真地书写时，我发现自己还算有点功底，但是很多时候我却无法沉下心来，常常马虎了事，有时我写出来的字不仅不美，而且还很丑。

偶然之中我发现，写书法时，只要我时刻要求自己保持认真谨慎、不慌不忙的状态，我就能沉下心写好书法。所以克制浮躁心理，让自己沉下心来做一件事其实是很容易的，你只要适当地自我约束也就行了。

你只要时刻要求自己保持认真谨慎、不慌不忙的状态，你就一定能轻而易举地克服敷衍了事的习惯。克服了敷衍了事的习惯之后，你就一定能更好地去追求各种运动与艺术，比如乒乓球、绘画等。

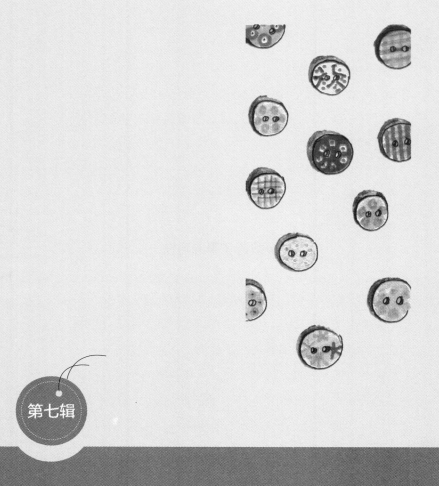

第七辑

快乐的真谛是什么

  跟亲人朋友一起聊聊天，一起玩乐，简单吗？简单。快乐吗？快乐。特别是当自己无比无聊与空虚时。假如缺失了无数最简单的快乐，那么就算你是千万富翁，就算你开着名车，住着豪宅，你却照样难以开心、难以快乐。

简单的才是最快乐的

不胡思乱想，不把人生想得太复杂，不去强求幸福与快乐，告诉自己简单的才是最快乐的，这样我们的心情就自然会变得比较简单。简单的心情其实才是最愉悦、最快乐的。

现代人都喜欢去追求豪华住所与高级轿车，追求美好与快乐的生活原本是没错的，只不过当我们过多地去追求奢华，而忽视了简单时，我们往往会活得很累。过于追求高品质生活的人，他们的心情往往难以真正安静下来，一天到晚处于紧张的奔波劳累之中。

我觉得坐禅、念经归根到底就是一种平淡而简单的生活，不过虽然它是简单的，但它却可以让我们的心情变得很舒畅、很愉悦。当然，当今社会，科技迅猛发展，娱乐活动丰富多彩，所以我们或者不必要去坐禅与念经了，但是我们却不能忘记"简单的其实才是最快乐的"

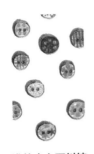

这个道理。

　　日出而耕，日落而归的简单的田园生活我们或许难以做到了，但是出门少坐点车多走些路，装修房子的时候少一些奢华多一些舒适，买车的时候不过于追求档次而看重实用，不追求过多的钱财而适当注重节俭，化妆打扮时多一些自然少一些挖空心思等，这些我们却是可以做到的。

　　简单的生活当然会比复杂繁琐的生活要更容易实现一些，也更轻松一些，但是我们为何要去追求繁琐，而忽视简单呢？因为我们没能真正肯定"简单的才是最快乐的"这个道理。所以盲目追求快乐已经让我们失去了太多快乐。

　　那么我们又应该去追求哪样简单的生活呢？简单生活其实是没有衡量标准的。我们可以说简单就是一种自然；也可以说简单就是比较实际地去追求美好与快乐，而不去强求。

　　其实简单生活就是一种简单心情，把"简单的才是最快乐的"这个道理铭记在心，不去强求幸福与快乐。

　　简单难道还不容易吗？去除繁琐，不去强求，这便是简单。坐禅是无比简单的，而之所以坐禅属于一种高境界的养生方式，是因为简单才是最快乐的。当然坐禅虽然是简单的，但是如果我们不能保持简单而平和的心态，那么这便不算修身养性，甚至会让人觉得它是一种累、一种煎熬。所以虽然活得简单的时候心情往往也会比较简单，但是保持简单的心情却比追求简单的生活更重要。

不胡思乱想，不把人生想得太复杂，不去强求幸福与快乐，告诉自己简单才是最快乐的，这样我们的心情就自然会变得比较简单。简单的心情其实才是最愉悦、最快乐的。

简单才是最快乐的。如果你不相信，那么请你尝试着去体验简单的生活与心情，尝试过后你往往会爱上这种感觉。

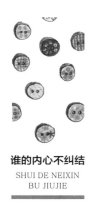

最简单的才是最珍贵的

心灵
导读

跟亲人朋友一起聊聊天，一起玩乐，简单吗？简单。快乐吗？快乐。特别是当自己无比无聊与空虚时。假如缺失了无数最简单的快乐，那么就算你是千万富翁，就算你开着名车，住着豪宅，你却照样难以开心、难以快乐。

吃饭简单吗？简单。快乐吗？快乐。特别是饥饿时我们更会觉得它是一种无比美妙的享受。

欣赏电视节目简单吗？简单。快乐吗？快乐。特别是观看那些很感兴趣的电视节目时。

享受夫妻生活简单吗？简单。快乐吗？快乐。特别是当心境很好时。

跟亲人朋友一起聊聊天，一起玩乐，简单吗？简单。快乐吗？快乐。特别是当自己无比无聊与空虚时。

假如缺失了无数最简单的快乐，那么就算你是千万富翁，就算你开着名车，住着豪宅，你却照样难以开心、难以快乐。

假如缺失了无数最简单的快乐，那么就算你的职位再高，名气再大，有再多的人关注你、追捧你，但是你却照样难以活得很快乐。

生活中无数简单易得的享受与快乐其实才是人生最需要、最珍贵的，而那些普通人难以拥有与享受得到的人生快乐与意义却并不一定是最快乐、最需要的。

只要好好去珍惜与把握那些最简单的快乐生活，你就可以活得很成功，你也就没有虚度光阴，因为最简单的才是最珍贵、最快乐的。

不要因为自己很平凡而失望，不要因为自己没能成为富豪，没有升为大官，没有成名等而悲观与遗憾，因为最简单的才是最珍贵、最快乐的。

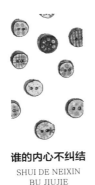

简单也很快乐

心灵
导读

奢华是一种快乐，但是简单也很快乐。

假如我赚到了很多的钱财，那么我很可能会去买车，会去建造舒适的房子，可是假如我一生都比较清贫，那么我又该怎样去看待财富，怎样去面对生活呢？

假如我买不起小车，那么我可以坐客车，可以骑摩托车，这样我想去哪里照样可以去哪里。开小车比坐客车或骑摩托车往往会舒服一些。比如坐客车有时会太挤，冬天骑摩托车往往会比较冷。虽然这些全都属于一种苦和累，可是这一点点苦又算得了什么呢？许多家财万贯的人，为了锻炼，为了快乐，或为了减肥，不照样经常累得汗流浃背、气喘吁吁吗？比如当他们跑步的时候，打篮球的时候……冬天骑摩托车或许会导致身体受伤，但只要你注意防护，并且骑慢一点也就不会太要紧了。有许多大老板，他们为了结交朋友，为了应酬，不是经常喝得烂醉吗？醉酒造成的伤害才会真的很大。

别人注重名牌，我可以选择实惠，这样做我照样可以穿得很舒服、很暖和。

没钱吃山珍海味的话，我可以吃家常便饭，这样我照样可以填饱肚子，而且粗茶淡饭会更有利于身体健康。

日子过得简单一点，我们照样可以活得很快乐、很幸福。如果活得不充实，心态过于消极，那么再奢华的生活也只不过是一种空虚而已。

过多的财富往往只能带给我们一时的满足与快乐。过于追求财富的人实际上只不过是在盲目地攀比而已。

奢华是一种快乐，但是简单也很快乐。

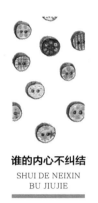

保持平和心态一点也不难

心灵
导读

　　虽然时光是无比宝贵的，但是只有能够忘记时光的存在，我们才能珍惜时光、珍惜生命。

　　我们怎样才能活得很轻松、很快乐呢？应该说心态平和是最重要的。那么我们应该怎样去保持平和的心态呢？

一

　　我们经常会觉得生活是不完美的、不理想的。比如身体不那么健康，找到顺心的工作总是很难，钱常常不够花等。我们甚至会因为天气较为恶劣而不舒畅。当我们觉得生活不完美、不理想的时候，我们的心情往往会有点失落与悲观。

　　对，生活确实不是那么完美与顺心，但是此时此刻，我们有办法获得一种更完美的生活吗？虽然这个目标并不算高，但是要实现它却很难。当我们发现自己无法拥有一种更完美的生活时，我们往往就会安心地接受眼前不完美的生活。而当我们接受了眼前的生活以后，我们的心情往往会变得乐观一些。

你只要告诉自己，此刻我无法拥有一种更完美的生活，那么你就一定能安心地接受眼前不完美的生活。

二

早上刚刚打开电脑时，我在网上看到了一则令人悲痛的消息：一辆卧铺客车在湖北荆州长江大桥上因爆胎而坠落桥下，造成十四名青壮年不幸身亡。人的生命常常会因为不幸而在瞬间被夺走。

当你打牌输钱了、做生意亏本了、上当受骗了、考试落榜了、钱财丢失了……此时你只要去假设更坏的后果心情便会好一些。比如你可以去假设自己输得更多，你可以去假设自己亏得更多，你可以去假设自己患了某种恶疾，你可以去假设自己遇到了意外事故……当你去假设更坏的后果时，你就一定能轻松乐观地接受眼前的不幸运。特别是当我们假设自己因不幸而失去了生命时，那么我们更加会觉得自己当前是无比幸运的。

如果你难以接受自己眼前的不幸运与困难，那么请你去假设更坏的后果。

可是，当我们遇到了较大或者是惨重的不幸时，我

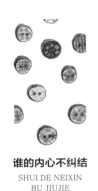

们又应该如何以最简单的方式去开导自己呢？此时请你告诉自己：它已经发生了，它已经变成了现实。

三

无论我们活得多么幸福，无论我们享受到了多少快乐，但是只要快乐一过去，我们的心情马上就会发生变化，此时我们可能会失落，此时我们可能会不满足，此时我们可能会觉得快乐的时光太短暂……所以并不是只要享受到了快乐，我们的心情就一定会很平和、很舒畅。

大家一定都有过这样的体会：心态平和的时候，就算生活是平淡的但照样会觉得很舒畅。

那么在没有烦恼的时候我们又该如何去保持平和的心态呢？很简单，我发现，我们只要能够忘记时光的存在，我们的心态往往就会很平和。为什么呢？因为当我们忘记了时光的存在时，我们往往也就完全投入了生活。此时我们的生活往往会无比充实与快乐。

无论是工作、学习，还是娱乐休闲，只要我们投入进去了，我们就会觉得时光不知不觉便过去了。

虽然时光是无比宝贵的，但是只有能够忘记时光的存在，我们才能珍惜时光、珍惜生命。

不要被抱怨伤害了

心灵
导读

面对已经造成了的损失与伤害，如果你无法抑制住内心的抱怨与悔恨，那么请你问问自己：此时我能怎么办呢？当你发现自己绝对没法挽回损失或逃避现实时，你就自然会安心地接受它。当我们接受了眼前的损失与伤害时，我们就自然不会去抱怨了。

我经营着一家休闲会所，店门前的广告时常会被人弄坏，特别是那些办假证的人喜欢乱写，而且墨迹总难以擦掉。包房里面的墙纸有时会被人撕坏。为了留住客人，我经常不得不无规律地加晚班。

生活中，我们经常会遇到一些不顺心的事情，我们常常会为此而心烦。

在一本有关经络与穴位自疗的书上我看到：人的心结与经络是相通的，心情烦乱会影响经络的畅通，经络不顺畅将会引发各种疾病。

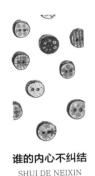

不顺心、不美满的事情确实会影响生活与健康，但是这种影响原本上往往是很小的，不过假如我们过于去抱怨它的话，那么因抱怨而引发的糟糕情绪可能会对我们的身体产生更大的伤害。

遇到了倒霉或不美满的事情时我们为何会去抱怨呢？因为它伤害了自己，我们不愿意承受伤害。既然如此，那你为何要抱怨它呢？抱怨不也会伤害你吗？说不定会伤得更重。

不顺心、不美满的事情或许并没怎么伤害你，你是被抱怨伤害了。

我们无法让生活变得事事如意，但我们却可以不去抱怨。

面对已经造成了的损失与伤害，如果你无法抑制住内心的抱怨与悔恨，那么请你问问自己：此时我能怎么办呢？当你发现自己绝对没法挽回损失或逃避现实时，你就自然会安心地接受它。当我们接受了眼前的损失与伤害时，我们就自然不会去抱怨了。

明天的快乐明天才能享受

心灵
导读

身处困境中时，我们总是渴望自己能早日走出困境，因为走出困境之后一定会比活在困境中要轻松一些、快乐一些。明天或将来的生活确实有可能会比当前更美好、更幸福，但是我请问大家：明天的快乐是不是只有到了明天才能享受得到？既然如此，那么过多地去期待明天与将来的快乐与幸福有用吗？

孩提时，我常常认为自己长大后肯定会活得更轻松、更快乐，到那时我便可以从繁重的学业中解脱出来，我也可以摆脱老师与父母的严格管制。

贫穷的时候我们期待富有，认为富有之后会很快乐。

人生永远都会存有期望，因为完美生活是没有止境的，社会的进步与变化永远都不会停息。二十世纪七八十年代的人如果能够拥有一块上海牌手表，一台永久牌自行车便会很知足、很快乐，甚至会很自豪，而到了当今社

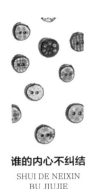

会，就连买车也算不上是一件很开心的事情。

我们常常会因为期望太多而不能安心地生活，不能好好珍惜眼前的快乐，总把更多的快乐寄托于未来实现某一愿望之时。

当我们把更多的快乐寄托于未来时，我们便会错过无数眼前的快乐。这种错过，并不是说我们没有感受到，而是我们没有静下心来感受它的全部。再说简单点就是我们活得比较浮躁。很多时候，我们的心思并没有停留在今天，我们总认为只有当自己富有了、健康了、成功了、长大了等之后才能很快乐。

成功之后、疾病治愈之后、富有之后……明天或将来的生活确实有可能会比今天要轻松一些、快乐一些，但是你知道吗？明天的快乐明天才能享受。既然明天的快乐只有到了明天才能享受得到，那么此刻就算我们期盼得再多又有何用呢？

只要记住明天的快乐明天才能享受，那么你便永远都能活在当下，你便能安心地享受所有眼前的快乐。

因为明天的快乐明天才能享受得到，所以我们永远都只能好好去珍惜眼前所能拥有的快乐。

只有努力去珍惜眼前所能拥有的快乐，人生的遗憾才会是最少的。

一次意念便可换取一次快乐

有付出才会有收获，这是一个永远都无法改变的客观规律。虽然调整心态需要我们付出一点点心思与精力，但是这种付出其实是很合算的。因为你付出的只是一种意念、一种想法，而获得的却是轻松与快乐的生活。

有付出才有收获，这个道理人人皆知，但是我这里所讲的却是另一种付出，另一种收获。

面对工作与劳动，我们每一个人都会存在一些懒惰心理，可是面对心理疏导，我们似乎更加懒散，就算很糟糕，却也不去自我调整。

面对压力与烦恼，如果我们运用正确的方法去自我开导的话，效果往往是比较明显的，只是由于我们太懒散，所以便放弃了。

调整心态的目的是为了享受更多的轻松与快乐，但是心态调整本身却是一件比较费心的事情。世上没有免费的

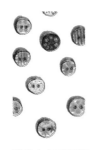

午餐，天上不会掉馅饼，这些俗语一点都没错，要想让心情变得更轻松、更快乐，那么你就必须有所付出。

不付出就不会有收获。面对压力与烦恼，如果你既不去自我调控，又渴望能从中解脱出来，那么这往往是无法实现的。

有付出才会有收获，这是一个永远都无法改变的客观规律。虽然调整心态需要我们付出一点点心思与精力，但是这种付出其实是很合算的。因为你付出的只是一种意念、一种想法，而获得的却是轻松与快乐的生活。

弱小的人照样可以很快乐

心灵导读

　　与人争辩时，由于我比较争强好胜，所以我多次因争辩而与人发生矛盾。自从我发现做一名弱者其实照样可以活得很快乐以后，我就再也不去逞强了。

　　在与人交谈或辩论时，你也许会认为自己的观点很有道理，认为自己的口才很不错，但是对方或许会认为他说的更有道理，他比你更聪明。在固执己见的人眼中你或许永远都不会是一名辩论强者。

　　或许你确实很聪明，但是在你还没有取得任何成就之前，别人往往是不会肯定你的。此时在他们的心目中，你只是一名弱者。

　　当别人在你面前炫耀他的财富，甚至因此而瞧不起你时，你或许很不甘心，但此时你却又无能为力。此时在他们的心目中，你是一名弱者。

　　无论你昔日有多么辉煌，多么强大，但假如你已经栽

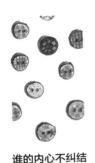

倒了，那么此时你真真实实是一名弱者。

不是我们不想去做一名强者，而是人生在世，身不由己，就算你再聪明、再勤奋，但是你照样有可能会遇到失败与挫折。

争强好胜之心人皆有之，因为强大是一种快乐，但是在不得已的情况下，与其去逞强、去不甘示弱，还不如放下架子，然后安心地去做一名弱者。只要能够保持平和的心态，弱小的人照样可以活得很快乐。当不成强者却又不去安心地做一名弱者，此种人往往会活得很痛苦。

人生永远琢磨不透

只有当我们产生了某种心理压力或困惑时，我们才需要适当地合理地去自我调节，而其余的时候我们根本就不必要去体会自己的心情。为什么应该这样做呢？

关于心态与心理方面的哲理与书籍，可以说是五花八门、数不胜数。那么心态与生活之间又到底存在怎样的影响呢？

读初中与中专的时候，我觉得自己每年的寒假与暑假都过得很轻松、很快乐。之所以会这样，是因为寒暑假期间，我的学习压力暂时没有了，而并不是因为此时我进行了心理调节或明白了某个生活哲理。

当你失业的时候，无论别人如何去安慰你，无论你如何去调整自己的心态，你都不一定会感到很快乐，但假如有人能帮你找到一份满意的工作，那么你一定会无比开心。

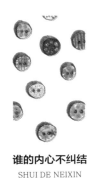

当生活发生了改变时，我们的心态也就自然会随之发生改变。心态的好坏确实会影响人生的幸福与快乐，但是影响人生幸福与快乐的最主要原因却往往是生活而不是心态。

当我们活得很平静、很愉悦的时候，我们完全可以忽视自己的心态，而只需要尽情去享受也就行了。此时我们是不会存在任何心理困扰的，因为此时我们已经完全忽视与淡忘了压力与苦难。

只有当我们产生了某种心理压力或困惑时，我们才需要适当地合理地去自我调节，而其余时间我们根本就不必要去体会自己的心情。为什么应该这样去做呢？因为许多忧虑与害怕往往是因为我们思索得太多造成的。所以心态平和时，我们尽量不要去思考人生。

要想活得更轻松、更快乐，我认为最基本的原则就是：多行动、少思虑。因为一切快乐与成功都脱离不了行动，而过多的思虑往往会加重一个人的心理负担。学习是一种行动、工作是一种行动、娱乐是一种行动、运动是一种行动、听音乐是一种行动、分析问题是一种行动……

心态平和时，请你尽量不要去思考人生。

退一步其乐无穷

你的天赋或许确实很差，你或许确实不能把字练得很漂亮，你也许不具备优美动听的歌喉，下棋时你可能常常会输给别人……不过就算是这样又有什么关系呢？你不是照样可以快快乐乐地活着吗？

练书法的人也许常常会觉得自己工夫下得很深，但进步却不明显；爱好唱歌的人也许常常会对自己的嗓音感到不满；写文章的人也许常常会觉得自己缺少天赋，弄不出大作来……

有许多痛苦往往是因为我们期望太高，寄托太多，只能进、不能退造成的。如果退一步又会是什么情况呢？

你的天赋或许确实很差，你或许确实不能把字练得很漂亮，你或许不具备优美动听的歌喉，下棋时你可能常常会输给别人……不过就算是这样又有什么关系呢？你不是照样可以快快乐乐地活着吗？

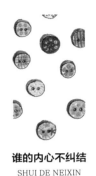

也许你的职位没有别人的高，也许你的钱财没有别人的多，也许你的外表没有别人漂亮……不过就算是这样又有什么关系呢？你不是照样可以快快乐乐地活着吗？

练不好就练不好，唱不好就唱不好，写不好就写不好，下不赢就下不赢，这一切其实全都可以乐观地接受。

并不是只有进步了，只有表现得很好了我们才能享受到快乐。抛弃内心的种种强烈渴望，抛弃所有不必要的压力，这样去生活或许才是最快乐的。

把进步与结果看得较淡以后，我们照样可以去练书法，去唱歌，去写作。这样去追求能不能取得很大进步，我不知道，但我却可以肯定，这样去追求一定会是最快乐的。

退一步其乐无穷。

凭感觉去享受快乐

当你实在找不到好看的电视节目时，那么最好的办法就是关掉电视。

冷静地想一想：有多少快乐我们可以通过强求的方式获得？我们或许无法强求到任何一种快乐。在无比自然的状态下，我们获得了无数的快乐，比如看电视、聚会、唱歌……而当我们去强求快乐时，我们得到的往往会是失落与痛苦，比如强求健康、强求财富、强求美貌……

快乐无需强求，强求只会更加不快乐。

由于快乐是强求不到的，所以能不能快乐，我们往往只能顺其自然。你如果总是顺其自然地去追求与享受快乐，那么你人生的快乐将会是最多的。

同样一部电视剧，为什么有的人喜欢看，能够从中感受到许多快乐，而有的人则不喜欢看呢？同样是唱歌，为什么有时你觉得它很快乐，而有时却觉得枯燥无味呢？

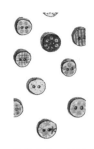

因为快乐往往取决于一个人当时的感觉。

快乐很简单，它是一种自然的感觉，你觉得自己是快乐的那你就是快乐的。

我们可以去争取快乐，去珍惜快乐，但强求往往是没用的。

快乐很简单，凭感觉去享受快乐或许才是最好的。找不到感觉时，与其强求，还不如放弃，因为快乐是强求不到的，强求快乐的人常常会因为失望而更加心烦。比如，当你实在找不到好看的电视节目时，那么最好的办法就是关掉电视。

转移目标

对于某一项运动、某一门艺术，假如进步并非很重要的话，你不妨将追求的目的完全转移到健身上面来，这样做你一定可以享受到更多的轻松与快乐。

练书法时，当我的目的不是为了写得很漂亮，而仅仅只是为了健身时，我感觉无比轻松，此时我没有任何紧张与不自在的感觉。当我将练习书法的目的转移到健身上面去之后，虽然我没有刻意地去追求美，但是由于我的心情彻底放松了，所以我发现自己此时反而发挥得更好了。

打乒乓球时，当我的目的不是为了进步，也不是为了打赢别人，而仅仅只是为了健身时，我感觉无比舒畅。由于心情变得很舒畅了，所以虽然我没有刻意地去追求进步，但是我发现自己的技艺照样会有所提高。

通过目的转移，当我体验到了更多的轻松与快乐之后，我发现自己对书法艺术与乒乓球运动更加感兴趣了。

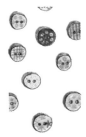

对于某一项运动、某一门艺术，假如进步并非很重要的话，那么你不妨将追求的目的完全转移到健身上面来，这样做你一定可以享受到更多的轻松与快乐。

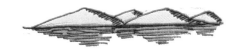

是你自己在束缚自己

心灵
导读

给心灵解除一些束缚其实是无比简单的，只要你有这个心，你就一定能做到。

杀人抢劫，贪污受贿，这类放纵过度的人，结局往往会很悲惨。但是如果一个人过于老实，对自己的要求过于严格，那么他也照样难以活得很开心。

读初中的时候，对于学习成绩，虽然我的父母从来都没有严格要求过我，也没有责怪过我，但每次考试时我的压力却都比较大，我怕成绩会退步，我怕父母会因此而不开心。

借人钱财之后，当迫不得已需要拖欠一下时，我常常会感到很内疚，我生怕自己的拖欠会对他人造成某种伤害，我生怕会失去信誉。哪怕我的拖欠实际上对别人并不会造成什么影响，但我却还是会感到不开心，因为我认为人不能失去诚信。

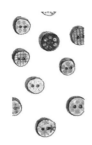

在他人面前，由于我的形象一直比较好，所以我总会极力去维护自己的形象，生怕会在他人面前会留下某些坏印象。

过于严格要求自己的人往往会活得很累。有一次，当我觉得很累的时候，突然之间我醒悟了：我为何要过于去严格要求自己呢？自己把自己束缚了又怎能活得不累呢？我为何要过于去在乎父母的感受，过于去在乎自己的形象，过于去在乎诚信，我的脸皮为何不能适当地变厚一点点呢？

人无完人，我们也不要去要求自己做一个完人，因为无论你如何去严格要求自己，但是你还是无法成为一个完人。无奈之下，你照样会去伤害别人，照样会不讲诚信。毕竟我们是人，而不是神。

许多时候，其实别人根本就没有给你施加太多的压力，是你自己在束缚自己，是你自己在给自己施加压力。

对于那些天生就很老实听话且心地善良的人来说，你只要将脸皮变厚一点点，不要过于仁慈、过于去维护自己的形象，那么你就一定不会活得那么累了。

给心灵解除一些束缚其实是无比简单的，只要你有这个心，你就一定能做到。

放弃名誉

既然已经失去了，那么不放弃又有什么用呢？当我们已经失去了名誉时，此时唯一的解脱方式便是放弃。当然能够挽回是最好的。

有钱不还，厚着脸皮去赖账；偷鸡摸狗，不顾颜面……一个被众人唾弃的人是无法活得很快乐的。所以我们应该尽力去维护名誉，因为维护名誉也就是在维护自己的快乐。

人生很无奈，这是无可非议的。极力维护名誉的人有时照样会失去名誉。

前段时间我答应了还给别人一笔欠款，可由于生活突变，再加上店里的生意较差，所以我无法如期还款，为此我几次食言。今天当他因急需用钱而向我催款，但我却又没有还给他时，他真的有些生气了。

虽然对方生气是应该的，但是当他生气时，我照样很

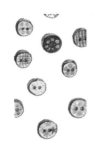

难受，因为这件事影响了我的名誉。如果能筹到钱，那么我一定会立马送给他。

之所以难受，是因为我不想失去名誉，不想被人看不起。不过后来我想通了，虽然我把名誉看得很重要，但此时我不是已经失去了一些名誉吗？既然已经失去了，那么为何不索性放弃它、不去在乎它呢？当然，我说的这种放弃名誉，并不是说背弃做人的原则，而是不要让"名誉"成为影响自己的"负能量"。

当我尝试着去放弃此时已经失去了的名誉时，我如释重负。

既然已经失去了，那么不放弃又有什么用呢？

当我们已经失去了名誉时，此时唯一的解脱方式便是放弃。当然能够挽回那是最好的。

辛苦也是快乐的

辛苦有时其实也是快乐的，辛苦的过程常常也就是快乐的过程。少了一种辛苦，也许就会减少一种快乐。

当我的孩子还很小时，由于难以照顾与抚养，有时我期望她能快快长大，因为到那时我就不会这么辛苦了。不过当我反过来想这个问题时情况却完全不一样了：如果她一下子就长大了，那么我虽然可以减去很多的辛苦，但同时我不也将会失去无数的快乐与回忆吗？

如果贫困的人能够一下子就变成富翁，或者说一个人根本就没有贫困过，那么他肯定会因此失去很多快乐。对于贫困的人而言，他生活中的每一次进步、每一分收获，全都属于一种莫大的喜悦。贫困给我们带来了艰辛，但也给我们带来了无数快乐的机会。

辛苦有时其实也是快乐的，辛苦的过程常常也就是快乐的过程。少了一种辛苦，也许就会减少一种快乐。

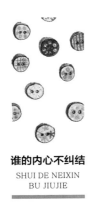

让快乐变得更长久一点

心灵
导读

只有尽可能以一种不贪不急的方式去生活，你才能享受到最长久的快乐。

　　享受夫妻生活时，有时一个人会因为享受到了快乐而变得贪婪，从而放纵自我。这样他的身体很可能会因此而受到伤害。而当他没能从中享受到一些快乐时，他常常就会很心急，希望能尽快享受到这种快乐。因为心急，所以他就无法耐心地等待体能的恢复。到最后，他不但没有享受到太多快乐，还伤害了自己的身体。

　　当一个人的身体遭受伤害以后，那么他的快乐就一定会变得越来越少，而痛苦就一定会变得越来越多。

　　到歌厅唱歌时，有时你也许会因为感觉很好而贪唱，从而不去控制自己。如果嗓子受伤了，那么你下一次或以后的演唱乐趣就会因此而受影响。有时你也许会因为一时找不到演唱的感觉与快乐而心急，从而去强求。最后除了失望，你常常一无所获。

　　只有尽可能以一种不贪不急的方式去生活，你才能享受到最长久的快乐。

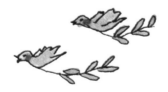

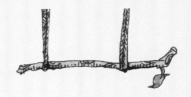

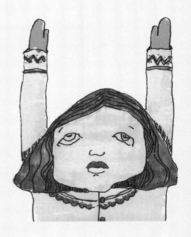

第八辑

命运难以捉摸

　　不管是好是坏，我们都得去接受命运，因为我们没有办法选择命运。在接受的基础上去努力改变现实，我们永远只能这样去生活。就算存有再多的怨言、再多的遗憾，我们也只能如此度过一生。

命运的思索

心灵
导读

为什么有些人虽然没有我勤奋与努力，才能也不一定比我强，但是他们的收入却比我高呢？为什么有些人很幸福，但有些人却很不幸呢？当我发现人世间存在太多的不公平时，有时我真的感到很不平衡、很消沉。

命好是命，命不好也是命。为什么有的人命好，而有的人命又不好呢？这是找不到理由的。

如果还没有走到生命的尽头，那么幸福的人可能会遇到痛苦，而不幸的人可能会遇到无数好运。所以一时不幸运不代表一生不幸运，前半生不幸运不代表后半生不幸运。

当你离生命的终点很近、很近了时，你觉得财富还很重要吗？成功还很重要吗？此时或许越富有的人越痛苦，越成功的人越失落。

关于幸运，最重要的其实是懂得珍惜，而不是去强求与在乎，因为运气是好是坏我们只能顺其自然，而强求是不会有任何作用的。

命运的好坏只能是现实说了算，而不是算命先生说了算。人的命运不管能不能算准，但无论如何算命先生是改变不了我们命运的。如果能改变，如果没有早已注定，那又如何能算准呢？

不管是好是坏，我们都得去接受命运，因为我们没有办法选择命运。在接受的基础上去努力改变现实，我们永远只能这样去生活。就算存有再多的怨言、再多的遗憾，我们也只能如此度过一生。

从某种意义上说，人的命运其实是平等的，因为每一个人都会遇到痛苦，每一个人也都能享受到幸福。

尽力过后只能听天由命

心灵导读

如果你有能力让生活变得更加美好与快乐，你为什么不去努力；如果你已经尽力了，你为什么不听天由命。

我店里的电脑经常会出现一些故障，为此我感到很烦恼。电脑为什么总会出故障呢？这些偶然发生的问题我们其实是无法完全排除掉的，因为它是无规律的，无法预知的。

我可以努力让电脑少出些故障，但是我却无法保证它不出故障，或控制它什么时候出故障。面对电脑故障，我们可以尽力去提升它的质量，除此之外，我们永远都只能等到它出现了故障以后再去面对、再去解决。

人的健康，人的命运，也正像电脑一样，我们可以努力去控制，但却无法完全掌控。我们常说要将命运掌握在自己的手中，这种掌握指的应该是在能力范围之内，而当我们无能为力的时候，那就只能听天由命，只能等到事情发生了再去承担与解决。

　　如果你有能力让生活变得更加美好与快乐，你为什么不去努力；如果你已经尽力了，你为什么不听天由命。

谁的内心不纠结
SHUI DE NEIXIN
BU JIUJIE

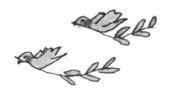

老了以后

老了以后，我们所剩下的人生虽然不会太多了，但它却是属于我们所能拥有的呀！假如不去珍惜那些自己还能拥有的人生，我们又能去珍惜什么呢？

当我还很年轻的时候，我常想，当我老了以后，我的生活会是什么样子呢？当我想到到那时我将会离生命的终点越来越近时，我常常会为之而悲伤与害怕。

人或多或少总会有些怕老，不过当你真正变老以后自然也就不会太害怕了。为什么呢？你看，现在的老年人又有几个不是快快乐乐地活着的呢？

老了以后，我们所剩下的人生虽然不会太多了，但它却是属于我们所能拥有的呀！假如不去珍惜那些自己还能拥有的人生，那我们又能去珍惜什么呢？

相信自己

谁的内心不纠结
SHUI DE NEIXIN
BU JIUJIE

184

有时失败与贫困并不是因为你不聪明、不勤奋造成的，而是因为你此时的运气不太好造成的。

　　我们不能否认才智与勤奋，但我们也不能否认机遇与运气。

　　没你聪明、没你勤奋的人却比你富有、比你快乐那是很正常的，因为他们的运气比你好一些。

　　有时失败与贫困并不是因为你不聪明、不勤奋造成的，而是因为你此时的运气不太好造成的。

闲谈算命

幸福美满的时候我们往往不会去算命，所以算命的目的实际上是为了提前揭晓快乐。那么怎样做我们才能活得更快乐呢？能够随缘一些，能够顺其自然一些，能够把幸福与灾难都看淡一些，那么人生就自然会快乐一些。

如果能够预知将来的人生，那么它既有利，也有弊。

对于一名开店的人来说，如果他预知到了他今年四月份的生意会较差，但五月份的生意会很好，这样，在四月份期间，虽然店里的生意较差，但他却不会太担忧，因为他知道这只是暂时的。如果真会有这种情况的成功预测，那么预测便可以给我们的生活增添一些快乐。

对于一名因为不幸而夭折的人来说，如果他很早以前就预测到了这个结果的话，那么当他还活着的时候，他可能经常会因为想到自己将会短命而闷闷不乐，甚至极度恐惧。

预测是好是坏已经不言而喻了，只不过未来人生能不能真正预测得准，这永远都会是一个谜团。

　　能算准也好，算不准也好，你去算命也好，从不算命也好，你相信也好，不信也好，因为算命而受益也好，受害也好，这全都属于一种很自然的事情，我们根本就不必过多地去评价与分析它们。

　　幸福美满的时候我们往往不会去算命，所以算命的目的实际上是为了提前揭晓快乐。那么怎样做我们才能活得更快乐呢？能够随缘一些，能够顺其自然一些，能够把幸福与灾难都看淡一些，那么人生就自然会快乐一些。

人比人

人世间总会存在太多的不公平，你比某些人活得幸福一些是正常的，但你没有某些人活得幸福也是正常的。

别人能够成为大作家，我不一定能；别人能够成为歌唱家我不一定能；别人能够成为亿万富翁，我不一定能……

在某些方面，我们确实比不上某些人，但关于承受艰辛与磨难的能力，你却不要以为自己不如别人。

别人能够种地，能够当搬运工，你如果去做的话，也一定能；别人能够忍受病痛与磨难，你如果遇上了，其实也一定能够忍受。

人世间总会存在太多的不公平，你比某些人活得幸福一些是正常的，但你没有某些人活得幸福也是正常的。

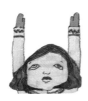

人生谜团

　　我们常常不知道下一刻一定会发生什么，明天一定会发生什么。

　　虽然人生是难以预料的，每一个人的将来都有可能会遇到苦难，但我们照样会勇敢地活着，因为只要能活着，我们就一定能享受到一些幸福与快乐。

　　我们也许并不知道是什么力量创造了世界，创造了人类。

　　我们也不知道是否存在上天、存在上帝。

　　但我们却不得不承认生活是真实的，快乐也是真实的，我们已经拥有了的以及将来还能拥有的每一天全都是真实的。

短暂的意义

我们不必把幸福与快乐看得太重要，因为就算你再幸福、再快乐、再成功，到最后你还是会失去这一切。

因为生命是短暂的，所以就算自己活得很痛苦、很压抑，我们也应该好好去珍惜每一天，因为痛苦与压抑的生活也同样是短暂的。

因为生命是短暂的，所以我们应该好好去珍惜幸福与快乐，但同样因为生命是短暂的，所以我们不必把幸福与快乐看得太重要，因为就算你再幸福、再快乐、再成功，到最后你还是会失去这一切。

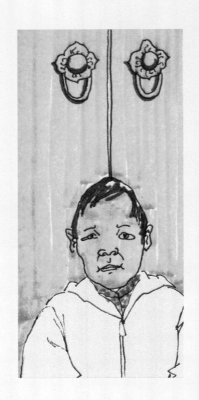

第九辑

非专业心理咨询摘录

　　不要过多地去思索那些已经失去了的快乐，因为人生最重要的永
远是那些还能拥有的幸福与快乐。

乐观情绪能培养出来吗

网友
提问

———

楼主你真的很乐观，我也是个乐观的人，但是我知道乐观是一点一点培养出来的，那么又是什么原因改变了楼主呢？或者说你的磨刀石是什么呢？

作者
回复

———

其实并不是哪一件事哪一个道理可以改变一个人的。因为我把快乐当成了人生的目标，然后通过无数次的尝试与积累之后，才获得了很多经验。

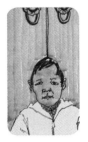

同学在我面前炫耀，我怎么才能快乐起来

我是高三的妹子，不过是复读的。因为去年出了点事休学了。一位同乡学友去念了大学，她常跟我说起大学生活多么有趣多么丰富。我知道她更多是分享，可我总是觉得她在炫耀。不就念了个大学吗？炫耀个屁啊！她也说不是气我，是激励我，可我总是恶毒地想她，很不开心，怎么办？

作者
回复

一，你可以存在一点点嫉妒心理，因为嫉妒可以为你增添动力，但是你没必要因此而过于不开心，因为这样做是很不值得。当你因为发现身边的人比自己更富有、更成功而悲观、失落时，请你如此提示自己：我永远都只能去过属于自己的生活。

二，对方或许确实做错了什么，说错了什么，但他却并没有强迫你生气。如果你下定决心不生气，那么别人是无法让你生气的。

为老公、孩子操劳，自己成了黄脸婆，值吗

网友
提问

做女人很累，为了儿女、老公操劳着，到最后落得个人老珠黄的黄脸婆，值得吗？

作者
回复

当我因为店子装修而无比操劳时，当我发现抚养一个孩子需要花费无数心血时……我感觉人生真的很累。不过当我意识到劳累的其实不止我一个人时，比如帮我装修的工人不是一天到晚在杂乱无章、噪音刺耳的环境中劳碌吗！猛然间我想到了一句话：人生无法很轻松。

所以不要去谈值与不值，因为这是无法改变的现实，人生本来就是这样。

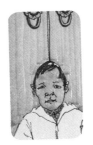

奔三了，却又不想随便找个人过一辈子

奔三了，想结婚又找不到喜欢的人，不甘心就这样找个人将就过一辈子，可是又怕年龄越来越大从而婚姻问题会越来越难以解决，所以真的真的很矛盾。

作者
回复

你的内心深处肯定在追求一种完美，你把婚姻看得很神圣很伟大。很多人都要与不太喜欢的人过一辈子，因为每一个人都会存在很多缺点与不足，这是一种现实。但并不是说婚姻是不美好的，而是说婚姻必须互相将就，过于以喜欢作为标准是行不通的。

怎样才能更好地说服别人

日常生活中，我们如何才能更好地说服别人接受自己的观点呢？当然，此"观点"一般都是正确的。

作者回复

在与人交谈或辩论时，你也许会认为自己的观点很有道理，认为自己的口才很不错，但是对方或许会认为他说的更有道理，他比你更聪明。在固执己见的人眼中你或许永远都不会是一名辩论强者。所以请你不要强求那些固执己见的人接受你的观点，否则说明你不太明智。

我有种活不下去的感觉，我能做什么

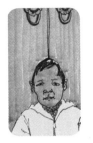

我就要活不下去了，大限期就快到了，我现在能做
什么?

作者
回复

　　不同的人生其实只是过程不一样，但终点却全都是一
样的。因不幸而去世的人其实只不过是提前到达了终点而
已。如此去看待人生与死亡的话你或许就不会那么的害怕
意外灾难了。

　　不强迫自己保持何种心态，是悲是喜，全都顺其自
然，这样你的心情就会是最平静的。心情平静了，你才
能安心地去生活。其实此时你还是只能像平常一样去生
活，除非你认为有什么重要的事情得做。

怎么才能改掉做事犹豫不决的习惯

网友
提问

凡事都犹豫不决，从小养成的习惯，怎么改善这种状况？

第九辑
非专业心理咨询
摘录

197

作者
回复

首先，犹豫不决并不见得一定是坏事，它说明你办事认真。

其次，行动或决定之前你可以先分析一下后果是否可以承担，如果无论何种后果，你都能轻易承担，那你还怕什么。

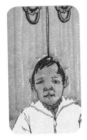

爱上已婚男，难道我只能偷偷落泪

爱上已婚男怎么办？我爱上他时并不知他已结婚。爱上他时，满是心疼。心疼他大于心疼自己。后来知道他已婚，宝宝也已一个月。想消失，却一直没能。只能是每天看着他，然后沉默。每天都会看他宝宝相片。然后一个人躲着流泪。

作者
回复

错了就错了，悔恨是没用的。你可以把它当成是人生的一次恋情，但一定要明白它是没有结果的。既然已经错了，那也就不必急于结束，就给自己一段时间，慢慢地结束它吧！这样或许是最轻松的。

身高很矮，担心今后找不到女朋友

老师你好！我今年二十四了，可是身高却只有一米六，我很自卑，同时我也很害怕这样的心理会对我以后的婚姻、生活等产生不好的影响……

作者
回复

身材不高，大不了找一个不太高的女朋友，当然如果能找到比你高的，那说明你很幸运。

关于自卑，你只要主动去承担它的一切后果，那么你的心情就会变得很轻松。需要为此承担什么你就去承担什么，当你主动去承担它时，你就会发现，自己其实根本就不需要为此承担太多。

我有强烈的处女情结，如何化解

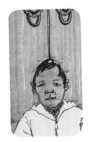

我是处男，我有强烈的处女情节，可是我快要结婚的女朋友告诉我她不是处女。

我很想打消自己的处女情节，好好忠诚专一地与她结婚。可是冷静后，过段时间这个情节又有了。我害怕结了婚之后自己会因心里不平衡而出轨。我的这个心结如何化解？

作者
回复

处男找到的或许是非处女，而非处男找到的或许是处女。生活原本就不可能是公平的。

你想想，假如她是处女，那么你们的生活会有很大不同吗？或许差不多还是这样。所以这件事所影响的最多的其实只是你的心情，而不是你的生活。

你只要尝试着去接受这件事，那么你就会发现它其实是可以接受的。

老公和别人暧昧，我很头疼

网友
提问

我结婚十几年了，我很爱老公，但是老公是非常花心的一个人，从去年以来他和一个同事暧昧，今年又和另一个工作中认识的女性纠缠。

我们年轻时不想要孩子，现在我年龄大了，多次流产，老公很失望，以此为理由要求离婚。

心太累了，我一个中年女性，对以后的生活失去了信心。

作者
回复

几乎所有的人都会遇到不幸与痛苦，只是程度不一样。你确实失去了很多幸福与快乐，但是，你不是还可以享受到许多其他的快乐吗？比如看电视、旅游、听歌等。

之所以痛苦，有时其实你只是失去了一些轻松与快乐而已，而并不是这件事本身真正很痛苦。珍惜还能拥有的快乐，这便是你活着的意义。

婚姻破裂，我的孤独寂寞该如何化解

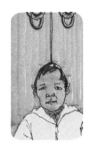

网友
提问

　　我知道他的心已经走了，留下空壳没有意义，所以我们在商议离婚。可是我内心非常的不舍，很留恋，很痛苦，痛苦得吃不下，睡不着，因为不忍心自己在世上受苦而有轻生的念头，现在我已经可以直面惨淡的人生了，但是依然是干什么都提不起精神，对什么都没有兴趣。

　　旅游、娱乐都让我更加孤独和寂寞。我该如何化解？

作者
回复

　　其实这主要是因为你一时不能适应这种新的生活从而造成的。

　　起起落落，变化无常，此乃人之常事。一个人由富变穷时，刚一开始他的内心可能会受尽折磨，甚至会度日如年，但时间一长他往往就不会太失落了，为什么呢？因为他习惯了贫困的生活。

当完全习惯了一种生活以后，那么我们内心的压力与痛楚往往会慢慢消失。

只要给予足够的时间，那我们就一定可以习惯一种生活，一种此时不敢想象的艰难生活。

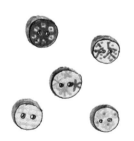

大学生活很枯燥，对未来很茫然

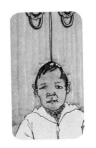

网友
提问

大学生活太枯燥，对未来一片茫然，不知道该为自己做些什么，自己的生活不像一个整体，倒是像一盘散沙，对现实中的很多事情感到很无奈。年纪轻轻，却感觉自己什么事都做不了。

作者
回复

每一个人都会有茫然的时候，其实这是很正常的。你现在只需要好好读书，面对将来，此时你除了需要适当做些准备之外，根本就不必太去想它。因为到了那个时候，你自然会明白自己该做什么，你也一定可以慢慢适应现实。

有段时间我总想自杀，怎么办

网友
提问

老师，有一段时间我觉得自己非常抑郁，我并不是觉得生活没有意义，我有时总是觉得想要自杀，可能是有一点逃避。因为这样的状态，我失去了很好的机会。我以前一直不理解自杀的人，现在觉得一点也不奇怪了。老师这是什么样的心理呀？能帮我解答一下吗？我也想与心灵对话。还有，老师，您看过《秘密》这本书吗？是讲解有关心理方面的。

作者
回复

你所逃避的肯定是生活的苦和累，你说过"我并不是觉得生活没有意义"，这说明你并没有否定人生的快乐。

一，我们必须承认吃苦是难受的，但是我们也必须肯定自己是可以吃苦的，是具备强大的吃苦本能的。面对寒冷、炎热、疼痛或劳累，当你感觉难以忍受时，那么请你

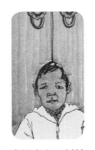

告诉自己：虽然难受，但是我却完全可以忍受。

二，你问我看没看过《秘密》这本书，说实话我听都没听说过。我始终认为实践与亲身体会才是最重要的。所以当大家看了我的心得后，照样应该去结合自己的实践，只有你们自己才能调整好自己的心态，而我只能传授给你经验。

既然人死后什么都带不走，那么我活着还有什么意义

网友
提问

我不知说过多少遍了，人死时什么也带不走，不管是钱，不管是车，不管是房。想到这些，人就没有烦恼了。从而做事不怕任何困难。不怕犯罪，不怕单身，不怕失恋，不怕领导，不怕仇人，不怕世界末日，保证能安心地活下去。时刻记住你死了什么也带不走，你只是来世上旅行的。既然人死后什么都带不走，那么我活着还有什么意义？

作者
回复

你好！你说的确实存在一定道理。只不过人要想活下去，就绝对逃脱不了现实生活的束缚。比如，没钱时，失业时，生病时，难道说只要想到人死什么也带不走，你就不会忧愁了吗？就可以解决问题了吗？所以心理困扰总是会伴随着现实生活不断产生，不同的现实情况造成不同

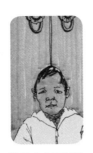

的心理困扰，用一句话去解决所有的心理问题是绝对办不到的。

不瞒你说，我也这么研究过，比如人生到头一场空，所有的快乐很快就会变成过去，痛苦也一定会变成过去。但到最后我还是失败了，生活的困扰照样一次又一次地纠缠着我。

你说人死什么也带不走，关键那是人生最后的事情，而我们永远都只能活在现在，我们想得最多的问题也是眼前的生活。所以去想象死亡这件事实际上是解决不了任何眼前的生活难题的。

当然也不排除你的方法会对你以及某些人有用，或者对所有人会有一点点作用，所以我们不应该完全否认这个道理。

这样的婚姻还该不该继续

我跟我老公都是"八零后"的，现在我们已经结婚七年了，有两个可爱的孩子，也经历过许多风风雨雨。可最近我发现他跟一个女孩天天发短信和打电话。我真不明白，他为什么要这样对我，所有妻子该做的我都做了，他出事时我对他不离不弃，还一直鼓励着他安慰着他。七年来他从不考虑我的感受，就算我病得很重，他都不会关心一下。我真不知该怎么办？这样的男人还该不该相信？这样的婚姻还该不该继续？要是离婚的话，两个孩子怎么办？

作者回复

当婚姻出了一些问题时，很多人总会想到离婚，以为离婚是一种很好的解决方法。离婚所带来的伤害有时会比不完美婚姻所带来的伤害更大。

婚外情现象真的是太多了，也许没有人能完全控制它

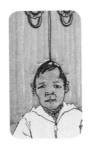

的发生。

　　大多不完美的婚姻与现实，我们实际上是完全可以接受的，关键是我们很少尝试着去接受它，总以为自己的婚姻可以变得更完美。很多时候，离婚实际上是从一种不完美走进另一种不完美。

　　既然婚外情无法完全阻止，那么我们就不应该一味地否认这个事实，而应该去正视它。婚外情之所以很多，主要原因或许是这个人很想去尝试一些新的感觉，而没有多少人喜欢离婚。所以就我个人的看法，正常情况下大多数人都是会回心转意的。不过，如果另一方把它看得太严重，过于去强迫对方，这样，原本不打算离婚的，最后往往会因为冲动而离婚。因此，在迫不得已的情况下，忍受一点点小痛苦，或许可以避免更大的痛苦。

　　我相信任何一位心理专家都没有办法保证男人不出轨，但是我们却可以通过心理疏导的方式来减轻它所带来的伤害。

如何与嘴毒的母亲相处

请问如何和嘴毒的母亲相处？比方说她经常因为一点小事骂未出嫁的女儿"丢到外面都没人要""寡妇相"之类的话。我没办法不恨她。我觉得我的心理有障碍了。

你这样的母亲确实很少，但是她却是你唯一的母亲呀！这是无法改变的现实。

当你母亲骂你时，你可以如此去暗示自己：你骂呀，你放肆地骂呀，看你能把我怎么样！当你如此大胆与放肆地让你母亲去骂自己时，你就会发现，被人毒骂其实并不是一件难以接受的事情。

大四了，和男生说话还会脸红，
能帮帮我吗

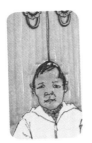

谁的内心不纠结
SHUI DE NEIXIN
BU JIUJIE

212

网友
提问

　　杨老师好，我觉得很多时候我很自卑，现在大四还没有男朋友，其实我从来没有主动过，可能是电视剧看多了，一直等着什么时候冒出一个白马王子来爱我！我现在与男生单独相处或者说话的时候总会觉得害羞、脸红，走路时看见对面有男生走过来时，有时会觉得不好意思。老师能帮帮我吗？谢谢！

作者
回复

　　一，找人生伴侣的第一步其实是多交朋友。因为只有成为了好朋友之后，才知道是否适合。由普通朋友变成恋友往往是比较自然的，甚至会不由自主。

　　二，对于女孩来说，害羞、脸红，这并不一定是件坏事呀！说不定很多男孩子喜欢你这种类型的女孩呢！

三，当你在他人面前放不开、表现不自然时，请你想想下面这些话（节选自我的一篇文章）：

拍照时，为了能够将自己拍得更漂亮一些，有时你有可能会去认真地表现自己，认真地摆弄每一个动作。可结果呢？你的表情很有可能会很不自然，甚至会很丑。

人的表情与动作其实并不是越认真越美，而是越随意、越自信越美。

四，自卑与胆小的人往往是因害怕承担后果从而导致的，比如怕丢面子，怕被人取笑，等等。面对表现之后的一切后果，你应该如此应对：丢了面子时，如果你需要为此承担什么那就必须承担，不过大多数时候，你根本就不需要因为面子问题而承担任何东西，这往往只是一种心理误断（误认为自己需要为丢面子这件事承担很多后果），因为他人对自己的想法与评价往往并不会真正对自己带来不利或伤害。不信的话，你可以放肆地让别人去想、去说自己，看看结果是不是这样。

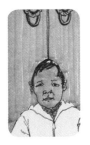

没有钱，我压力很大

钱不是万能的，没有钱万万不能的。没有钱压力大啊！

作者
回复

一，要想赚钱，要想活下去，那就必须努力，只有努力才能解决这一切。并且只要努力，我们也都可以好好活下去，又有几个人因缺钱而饿死了呢？

二，如果不过于爱面子，过于攀比，活得简单一点，那我们一定可以节省很多钱财，只是这需要我们能够拥有良好的心态。关于这些，你可以在本书中寻找与之相关的内容看看。

三，你觉得没钱压力大，但是你承不承认那些身患恶疾的人、残疾人、负债累累的人比你更难受呢？所以我们必须承认人生确实无法事事顺心，人生原本就是充满着无数压力的。要想活下去，我们就必须接受这一切。

我是如此的恐慌

不明白自己为什么那么在乎过早手淫影响身体发育的问题，更加在乎别人是否能看出来。认知总是调整不过来，钻牛角尖，容易紧张，造成了这个世界上可能只有我一个人存在的恐慌障碍。真的严重影响到了我的生活与工作，很痛苦，能帮帮我吗？

你如果强烈渴望消除此种恐慌障碍，也就是说怕自己恐慌，那么你可能会更加恐慌，你如果放肆地让自己去恐慌的话，那么你或许反而不会这么恐慌了。

如果你实在是无法消除自己的恐慌障碍，那么你就这样痛苦地活下去吧！其实你只不过是活得痛苦一点而已。

两地分居十来年，该怎么维护我们的感情

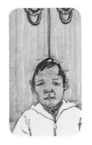

网友
提问

十年异地夫妻该如何相处下去呢？为了生活长年两地分居，感情越来越淡，仅靠孩子在维系着婚姻，很苦恼。

作者
回复

关于两地分居问题，我认为只要你们双方下定决心就一定可以解决。你们只要懂得放弃就行了。比如放弃优越的工作条件，放弃一些赚钱的机会，如果你的孩子已经比较大了，你们可以交给父母或其他亲人照顾，很多在外打工的人不都是这样的吗？如果懂得放弃，那么为何两个人不能在一个地方工作呢？当然如果你们把工作看得比有意义的生活更重要的话，别人是没法帮你的。

过去了的这十年，肯定对你们造成了不小的伤害。但是，它已经发生了，它已经变成了现实。就算你为此感到

很遗憾，但是你却已经用自己的生活承担了它，难道不是吗？不要过多地去思索那些已经失去了的快乐，因为人生最重要的永远是那些还能拥有的幸福与快乐。再说了，所有的快乐不是全都会消失吗？

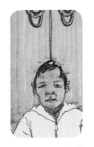

这么爱赌怎么办

赌场输了十万多，该死的银联啊！为啥澳门的赌场都支持银联和信用卡呢？心情极度郁闷，输光了所有的资产。

作者
回复

爱赌的人都是想不劳而获。赢了的想赢得更多，输了的想回本，总之心甘情愿放手的人很少。所以我发现，唯独让一个赌徒彻底死心的事就是输得倾家荡产。所以此时你的不幸其实也是大幸，因为这是你戒赌的最好时机。

你知道为何几乎所有的赌民都会以败收场吗？因为所有的人都得出赌场管理费呀！所以你们都输给了赌场。

此时此刻你应该告诉自己：它已经发生了，它已经变成了现实。只要你还可以活下去，那也就说明你可以战胜这次不幸。

我是如此害怕遇到意外

人生在世，任何人都完全避免不了有可能会发生的种种意外事故。我常常会因为看到别人遇到了意外与不幸而感到忧心忡忡。请问此时此刻我该如何去疏导自己呢？

作者
回复

不同的人生其实只是过程不一样，但终点却全都是一样的。因不幸而去世的人其实只不过是提前到达了终点而已。如此去看待人生与死亡的话你或许就不会那么的害怕意外灾难了。

没有人不害怕意外灾难与死亡，可是我们有办法完全避开它们吗？所有活着的人都没有办法。所以在不幸与死亡面前，任何人都是没有退路的，人生就是一次冒险的旅行。既然没有退路，那我们为何不勇敢地前进？

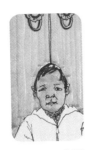

不断换工作让我极度不自信

网友
提问

　　我学历并不高，二〇〇三年毕业出来工作后已经八年多了，在这八年里我不断地换工作，每换一份工作，并不是因为想要什么进步发展的，而是想舒适一点而已，在每一个地方工作不顺利，跟同事合不来就会想着走人。大部分都是因为人事关系不顺引起的。多年的频繁换工作导致我极度不自信，影响到了我的正常生活。因为工作的不顺利，我没有勇气去追求女孩。请老师帮我分析一下好吗？

作者
回复

　　你只要重点看看本书中的《乐观面对工作的秘诀是什么》《没有人强迫你生气》《如何跟脾气急躁的人相处》这三篇文章，你的心态与生活一定会发生一些转变。

为找不到客户担忧焦虑怎么办

请问，我们是跑业务的，主要是设计业务，每天为找不到客户担忧焦虑怎么办？

作者
回复

我以前也跑过业务，业绩不好时，连基本生活都维持不了。

现在我发现我当时强迫自己坚持下去完全是错误的。我认为如果去做那种表面上有发展、有面子，实际上连温饱问题都难以解决的工作，那还不如当农民或工人实在。

如果你的业绩可以让你很好地活下去，或者有好转、有希望，那么我相信你不会过于焦虑，但是如果坚持很久以后还是没太多变化，那么我觉得你应该去找找更实际的工作。

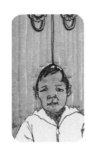

还有一件事，许多文凭较高的人，之所以不想去当农民或工人，主要是因为怕丢面子以及怕吃苦。你可以去看看本书中的《为何我们都很怕丢面子》、《如何面对辛苦的工作》这两篇文章。

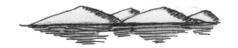

不想参加高考了，又不知如何向家里交代

网友提问

杨老师，面对高考的压力，真的想放弃，不想参加了，可是怎么和家里交代呢？烦啊。

作者回复

既然你都想放弃了，那说明你也就不在乎结果了，因为放弃的话注定是考不上大学的。既然不怕失败了，既然你有勇气承担这种失败的后果，那你为何不参加考试呢？这样至少可以拿到毕业证呀！另外说不定你会考出理想的成绩。

另外针对你当前的心理困扰，建议你去看看本书中的《如何提高记忆力》与《谁都能轻易摆脱紧张心理》这两篇文章。

父母亏欠很多钱，我该怎么办

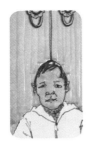

网友
提问

老师，你好！家里因父母生意亏欠外债达数十万，朋友亲戚可以拖欠，社会上的借贷不能不还，因为我是大学刚毕业，省吃俭用工资拿来还利息还差不多，而本金还差得好远，不想父母压力这么大，我想努力把家里这座大山推掉。今年本命年该成家了但不想去谈女朋友，成了家怕经济上拖累人家！您说咱办？

作者
回复

此时此刻或许任何的心理安慰都不能发挥太多作用。

一，欠钱绝对不是要命的事，所以你一定可以度过去的。

二，其实做生意亏本与人生遇到意外是差不多的，很多人都会去援助那些受到伤残的人，但是因做生意而惨亏的人却无人问津。如果救人是一种美德，那么各种各样的人都得救。当然经商确实不可盲目投资，不可赌注下得太多，应该仔细考虑自己的抗风险能力。

　　三，富有的时候我们应该多去帮助别人，要不然当我们遭遇失败时或许也就不会有人会为自己伸出援助之手，他们甚至还会嘲笑你。

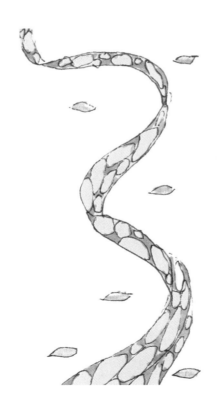

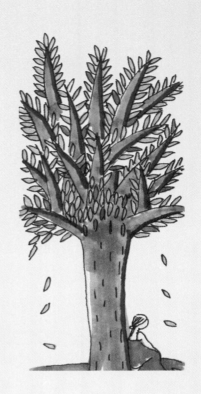

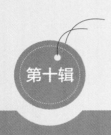

第十辑

那些难以忘怀的往事

当我回过头去看自己很久以前所写的某些文章时，我真的觉得好幼稚、好空洞、好乏味。可在当时，我却非常自信，我认为自己所写的全都是真理。正因为这种无知的自信，所以在追求人生真理的过程中，我遭受了无数次的巨大的打击。

无数次跌倒

当我回过头去看自己很久以前所写的某些文章时，我真的觉得好幼稚、好空洞、好乏味。可在当时，我却非常自信，我认为自己所写的全都是真理。正因为这种无知的自信，所以在追求人生真理的过程中，我遭受了无数次的巨大的打击。

一九九九年中专毕业后，由于找工作很不顺利，又因为自己对人生的感慨较多，所以我就想以写书的方式来获取成功。虽然我当时的想法非常不现实，但由于我的思想非常活跃，想象力也很丰富，所以通过半年的努力，我终于写成了一本所谓的书。该书的中心思想就是：一个人只有不断地追求进步，他才能活得成功。工夫下得很大，甚至太大，足足写了四十多万字。后来我找到了一家出版社，结果我被碰得头破血流。此时的心酸、失望、迷茫……真的一言难尽。

几个月后，我的心情慢慢地恢复了平静，但我却一点也不死心，我认为，我们要想活得很轻松、很快乐，就必须找到一种非常合理的生活方式。后来我通过连续四个多月的思索与研究，终于又写成了一本自认为很有价值的书：《人生就是享受》。该书的中心思想是：一个人只有将

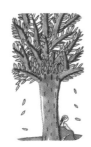

他所有的空闲时间全都用来追求一些有意义的文体艺术，他才能活得快乐有意义，他才能珍惜生命。这次跟上次相比，我没有花费太多的精力，因为我只写了四万多字。起先我将它寄到了一家杂志社，十多天，一个月……杳无音讯。之后我又找到了一家出版社。结果，出版社的编辑根本就没有认真地阅读我的稿件。

经受这两次打击以后，我的冲劲再也没有那么大了，我的心情也真正平静下来了，不过我并没有灰心丧气。通过前两次的失败，我觉得在抛弃工作的情况下，一心一意地去探索与写作是很不现实的。在后来的很长一段时间内，虽然我的生活变得很现实了，但是我对人生的心灵的探索却一直都没有完全停止下来。之所以会这样，是因为我对人生一直存在着太多的困惑，如果不能很好地化解它，我是绝对不会死心的。

从二〇〇〇年下半年开始，我把找工作摆在了人生的首位，而将写作当成了一种业余追求。后来通过三年多时间的探索与积累，我终于又写下了几十篇较短小的自认为很精炼很有哲理的文章。二〇〇四年上半年，在临湘文人袁硕望老师的大力支持与帮助下，我将该文集以自费出书的形式出版了，书名叫《安慰心灵》。出版之前虽然我对这本书的价值很有信心，可是出版之后，我发现根本就没有人去认真地阅读这本书，也没有人对它发表任何的评价与看法。很久以后，当我以一种最平静的心态去看这本书时，我才发现本书的内容虽然比前两次进步了、成熟了很多，但它的思想却照样很幼稚，内容也照样很空洞。为什么会这样呢？因为我的想法还没有真正回到现实生活中来，我以为只要是富有哲理的文章就一定能给他人的心态与生活带来帮助，却没有想到我所发现的那些所谓的哲理、真理实际上是很肤浅的。第一本书的出版不仅没有给我带来任何的名和利，而且我还倒贴了两千多元钱。

在探索人生的道路上虽然我一次又一次地跌倒，我却也一次又一次地变得更现实、更成熟。

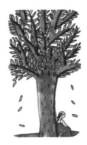

一篇日记

永远积极一点点，我便可以珍爱一生。

我无法阻挡太阳西下，容颜苍老，但我却可以笑看人生，珍爱今生。

仅仅短暂的一生，我为何要有那么多的悔恨与遗憾，我为何不能多一些感激与知足？

二〇〇七年七月十九日杨子星写于临湘

夜茫茫

圆月高高地悬挂着，像是在窥视地球的夜景，又像是为了给黑暗中的人奉献一点光。

一九九九年四月，我在外从事推销工作。一次，我们乘卧铺客车去安徽安庆市，客车傍晚时才出发。

出发不久，我们在车上为一女同事举办了生日庆祝会。很难得能在车上举行这样的庆祝，大家都很激动。我们一起歌唱、祝福，此时，整个车厢被我们的热情与欢乐占据着。

生日会很快就结束了，大家各自回到自己的卧铺上，我躺在最靠边的床铺上。不久，我被朦胧的月光吸引。向窗外望去，在茫茫的夜空中，一轮圆月呈现在我眼前。或许是月亮总容易激起人们思乡的情意，又或许是因为自己要去更远的地方闯荡。此时，我心里涌起了一股淡淡的思乡之情。

相隔千里，共赏明月，不知此时家人是否也被明月所吸引。

路上，车很少，似乎汽车也存有淡淡的孤寂感。只知道一下子这么拐，一下子那么拐。

此时，前途就像茫茫的夜空。

因为圆月而相思，也因为圆月，我的心似乎跟家人连在了一起。

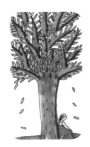

在镜湖公园

"芜湖"，单凭这个名字就能给人一种美的感觉，这里的镜湖公园，更是清波绿水，景色宜人。

一九九九年四月，我在这里从事推销工作。当业务不如意、心情惆怅的时候，我常常会去镜湖公园寻找心灵的寄托。我眺望湖光，企图以美景来减轻内心的忧愁。我觉得将景色与心情融为一体，得到的将会是另一种景，另一种美。

有一次，我跟一位女同事坐在这里谈理想，她说我是一位空想家。的确，在不同的人眼里，有时理想也就是一种空想。但许多取得了伟大成就的人，当初又何尝不是一位空想家呢？

那段时间，我很失意，所以就经常去镜湖倾诉，但却没有获得她的任何同情。

买录音机

初二第一学期，我几次向家里提出要买一台录音机，理由是为了提高英语成绩。快期末考试时，有一次，爸对我说："如果这次考试你能拿到全班第一，我就买给你。"

在当时，我根本就没对它抱多大希望。我觉得爸这一招也算够偏的，非得是全班第一。但结果却很幸运，我的成绩真的是全班第一名。拿到成绩单，当我请爸实现他的诺言时，他一边是高兴，一边却是犹豫不决，想推迟一段时间。当时我很不高兴，吵着一定要买，在没有办法的情况下，爸只好答应了。

我是跟四叔一起去买的，在路上他对我说了一句话。意思是你爸做牛做马似地劳动，你却要买录音机。只不过他说得比这更刺耳。我想他一方面是因为同情我爸，另一方面则是为了鼓励我，希望我认真读书。我确实觉得爸爸很辛苦，但我不会因此而放弃自己的目的。

买录音机时，我的理由是为了学英语，但实际上还有一个更重要的目的——为了听音乐。

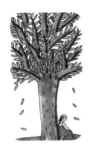

最纯真的情感

最纯真的情感应该属于不太懂事、不太成熟的时候。

读小学一至三年级时，老师煮饭用的柴火，全由学生与老师一起到山上去砍或捡，如果还不够，我们就得从自己的家里再带一些。一次，我跟二姐每人带一小捆柴去学校，我们将它凑成一担，然后由二姐挑着。也许是因为力气太小——二姐当时才十岁左右——走到半路，当二姐放下担子歇息时，一不小心，她的头部被压在了扁担下，随之她的身体也跟着倒下去了。我在扶二姐的同时差点流出了泪水。

孩提时，有一天，爸妈和其他几位亲戚在地里采老茶叶（过去，农村在古历六月会采摘一次老茶叶），临近晌午，爸爸叫二姐送点水给他们喝。半路上，二姐不小心将玻璃瓶摔破了，并且伤到了手腕。幸好被同一屋场的一位表哥遇到了，在他的帮助下，迅速送进了医院。之后我接着去送水，当我将此事告诉家里人时，我泣不成声。

情感是一种发自内心的流露，它不需要你去想多少，且难以压抑。

上学路上

一群七八岁的小朋友，

走在上坡又下坡的乡间小路上。

有时，我们不是走，而是在跑，

根本不觉得这是一种负担。

春天，我们与野花为伴。

秋天，路旁的甜果成了我们的美味。

下雪天，路很滑，

我们就干脆手牵着手，滑个痛快。

简单的一条路，

重复地来回着，

却留下了无数的欢声笑语，

以及深深的足迹。

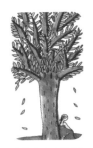

受冤枉

大概四五岁的时候，我真真实实地被人冤枉过一次。

有一次，我们屋场有一户人家在粉刷外墙。那时候，由于我们那里很少有人粉刷房子，所以我就很好奇地站在一旁观看。等到他们吃午饭的时候，我就走得更近了。当时，我发现已刷好的墙面之中夹杂着一片草屑，我怀着一片好意，不假思索地去将它扯掉。就在那时，刷墙的师傅从屋里走了出来。他以为我是在搞破坏，不仅将我赶走，还狠狠地骂了我一句。当时我没有做出任何解释，而是慌慌张张地离开了。

当时，因为我仅仅只是一名四五岁的小孩，所以我不懂得为自己辩护。

我觉得一个人被冤枉时其实也不能完全去怪对方，因为对方往往是确实有些误会，而很少会有人去故意冤枉某一个人。

我的家

我出生于一个偏僻的小山村，这里，崇山峻岭，绿树成荫，虽然谈不上是景色迷人，但却是环境清幽。

两岁多以前，我住在爷爷建造的房屋里，后来搬进了新家。跟老家相比，它只是宽敞了一些，但照样是平房。房屋的后面是山，屋左屋右是山，屋前还是山，我的家被山包围着，只有左前方有一个出口，一条小溪也正是从那里奔向江河、大海。小溪流经我家屋旁，溪水淙淙，清澈见底。

也许是因为不喜欢这个穷山沟，又或许是因为已经较富有了，家乡有一部分人已经远走高飞，还有一部分人犹豫不决。不论是走还是留，我永远都会眷恋我的家乡。

毕竟是生我养我的地方，所以不管怎样，我永远都得感谢这里的山山水水，贫瘠土地。

家，我永远也不会忘记，因为这里曾留下过我童年的足迹，生活的点点滴滴。

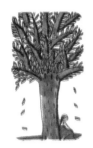

人生

童年——因为幼稚而自信，而不知天高地厚。

现实——它总会无情地抹去我们心中无数的遐想与梦幻。

失败——无数成功的人都是在失败的摇篮里不断成熟的。

冲动——它常常会让一个人忘记失败、忘记害怕，它甚至会让一个人变得无比疯狂。

童年时我对人生存有这样一种朦胧的遐想：我觉得自己长大以后一定会成为一名不平凡的人，只不过它却被现实一次又一次地抹去，所以后来我觉得那只不过是我童年时的一种幻想罢了。